临床护理技能综合实训

主　编　汪云燕　任琴敏

副主编　李晶晶　刘雪莲　张祎纯　李　绚

编　委（按姓氏拼音排序）

陈　艳　陈俞睿　高雪艳　姜璎钊　李　拨　李飞颖　李　佳

李佳楠　李晶晶　李　绚　廖　珂　刘丽红　刘雪莲　马　娟

任琴敏　时　磊　汪云燕　王　宁　魏丽君　温玉力　吴凌云

吴　倩　徐　云　于世荣　苑梦洁　翟春玲　张　静　张琼文

张祎纯　赵　亮　朱晓莉

校　对　李　慧　杨铭舒

 復旦大學 出版社

前言
Preface

党的二十大要求统筹职业教育、高等教育、继续教育协同创新，推进职普融通、产教融合、科教融汇，优化职业教育类型定位。新修订的《中华人民共和国职业教育法》（简称"新职教法"）于 2022 年 5 月 1 日起施行，首次以法律形式确定了职业教育是与普通教育具有同等重要地位的教育类型，为职业教育的发展指明了道路和方向，标志着职业教育进入新的发展阶段。

为适应现代护理学的发展和人才培养的需要，更好地服务职业教育教学改革和卫生健康事业的高质量发展，本教材以卫生职业教育"三个对接"（理论教学与护士资格考试标准对接、技能训练与临床操作对接、学生职业素养培养与医护人员职业道德、职业规范对接）为理念，结合护理临床实际及多年的实践教学经验，经过反复修改与讨论而成。全书编写力求做到科学、严谨、精益求精，为护理专业学生提供一册针对性强、通俗易懂的指导规范的实训教材。

全书内容分为两部分：第一部分为护理技能操作流程及考核标准，涵盖常用基础护理技能、专科护理技能操作流程及考核标准；第二部分为临床综合技能实训案例，涵盖基础护理、内科、外科、妇产科、儿科护理等方面的经典案例。在编写过程中，我们聚焦"立德树人"，根据学生认知规律、岗位需求，采用多元化的教学方法，如模拟临床情境的实战演练、案例分析、角色扮演等，使学生能在实践中掌握操作技能的同时熟悉并理解理论知识。

本教材具有以下特点：

1. 全面性：教材涵盖护理专业的多个方面，为学习者提供了全面的护理知识。

2. 实践性：教材注重实践操作，提供了临床典型案例和实操内容，使学生能够在实践中学习和掌握知识。

3. 更新性：及时更新教材内容，确保与临床需求、新的护理知识和技术同步，为学生提供最新的护理知识。

4. 协作性：教材注重师生、生生之间的互动和协作，提高学生的学习效果及团队协作精神。

本教材汇集了卫生职业院校护理教师和临床一线医疗、护理专家的多元智慧，也将持续关注护理教学与临床的发展，不断更新教材内容，提高教材质量。我们希望以此书为契机，与各位同行探索护理教育，共同提升教学质量，推动护理实训教学的发展。

编 者

2024 年 5 月

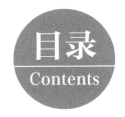

目录
Contents

第二部分

临床护理技能综合实训案例

第一部分

护理技能操作流程及评分标准

一、护理技能操作流程

1. 生命体征测量操作流程

1. 准备
(1) 操作者准备:着装规范、洗手。
(2) 评估:患者病情、测量部位皮肤状况、合作程度、自理程度;解释、询问二便。
(3) 用物准备:体温计(清点、甩水银)、纸巾、血压计、听诊器、记录本、表。

2. 测量
(1) 核对床号、姓名,协助患者取舒适体位。
(2) 测量体温(腋下水银体温计测量):解纽扣擦汗液、体温计置于腋窝深处,嘱咐患者屈臂过胸夹紧 8～10 分钟;不能合作者,应协助患者夹体温计。
(3) 测量脉搏:用示、中、无名指指端按在桡动脉上,压力大小以能清楚触及脉搏为宜,计数 30 秒;异常脉搏、危重患者需测量 1 分钟,脉搏细弱难以测量时,听诊器听心尖搏动 1 分钟。
(4) 测量呼吸:观察胸腹起伏,计数 30 秒×2。
(5) 测量血压:(水银台式)卷袖露臂至肩关节,置血压计零点与心脏同一水平,驱尽袖带内空气,系上袖带(袖带下缘距肘窝 2～3 cm),置听诊器于肱动脉搏动最明显处,以一手稍加固定,打开开关,关闭输气球气门、注气,打开输气球气门、放气、监听数值,驱尽袖带内空气、解开袖带,关血压计。
(6) 结果如有异常,应该复测并告知医生,做相应处理。

3. 整理
(1) 整理床单元。
(2) 协助患者取舒适体位。
(3) 整理用物、分类放置。
(4) 洗手。

⚠️ **注意事项**

(1) 剧烈运动后应休息 20～30 分钟再进行测量。
(2) 进食、饮水或冷热饮、坐浴灌肠、面部、腋窝局部冷热敷等情况时,应间隔 30 分钟后方可测量相应部位的体温。
(3) 异常脉搏应测量 1 分钟;脉搏细弱难以触诊应测心尖搏动 1 分钟。
(4) 为偏瘫或肢体有损伤的患者测脉搏、血压时应选择健侧肢体,以免患侧肢体血液循环不良而影响测量结果的准确性。

（5）危重患者呼吸微弱不易观察时，可用少许棉花置于患者鼻孔前，观察棉花被吹动的次数，计时 1 分钟。

（6）对需密切观察血压的患者应做到"四定"，即定时间、定部位、定体位、定血压计，有助于测定的准确性和对照的可比性。

2. 密闭式静脉输液操作流程

1. 准备

（1）操作者准备：着装规范、洗手。

（2）评估：病室环境、患者病情、血管情况、自理程度、用药情况、解释、问二便。

（3）用物准备：治疗车上层：药物、输液器、头皮针、输液贴、止血带、消毒剂、棉签、治疗碗、核对单、执行单、手消毒剂。治疗车下层：生活垃圾桶、医疗垃圾桶、锐器盒。

2. 消毒加药

（1）查对后拉开输液瓶口保护套，消毒。

（2）药品消毒，选择合适的注射器（检查有效期、有无漏气），加入药液并填写输液瓶贴，倒贴于输液瓶上。

3. 检查插针

（1）再次消毒瓶塞。

（2）检查输液器质量，打开输液瓶包装，关闭调节器，将输液管和通气管针头插入瓶塞至针头根部。

4. 核对解释　备齐用物携至床旁，仔细核对床头卡、手腕带，解释操作目的、配合要点。

5. 初步排气　将输液瓶挂在输液架上，将滴管倒置，打开调节器。使液体流入滴管内，当达到 1/2～2/3 满时，迅速转正滴管，使液体缓缓下降，直至液体流入头皮针管内即可，关闭调节器，检查有无气泡，将输液管放置妥当。

6. 选静脉、消毒

（1）穿刺点上方 6～8 cm 处扎止血带，选择合适血管，松止血带，消毒（范围：大于 5 cm），准备输液贴。

（2）扎止血带，以穿刺点为中心，由内向外螺旋式擦拭消毒。

7. 核对、排气　再次核对患者信息，取出针头护套，排气，排出的药液盛于治疗碗内。关闭调节器并检查针头与输液管内空气确实排尽。

8. 静脉穿刺　进针：与皮肤呈 15°～30°→见回血，降低角度再进少许→松止血带→嘱松拳→打开调节器。

9. 固定、调节滴速

（1）输液贴：针翼→穿刺点→头皮针软管。

（2）快速洗手液洗手，根据病情、年龄、药物、医嘱调节滴速。

10. 核对、记录

（1）再次核对，整理床单位，协助患者取舒适体位。

（2）健康宣教,将呼叫器置于可取处。

（3）洗手,填写输液卡并挂在输液架上。

11. 更换液体

（1）需连续输入液体时,核对后常规消毒第二瓶瓶塞,拔出第一瓶的输液器和排气管,迅速插入第二瓶液体内。

（2）检查输液管内有无气泡,调节滴速并记录。

12. 巡视观察　输液过程中加强巡视,密切观察患者有无输液反应,输液故障,并做好记录。

13. 拔针按压　输液完毕,拔针,按压片刻至无出血。

14. 整理用物　协助患者取舒适体位,整理床单位,清理用物,洗手记录。

⚠ **注意事项**

（1）保护静脉,合理使用。

（2）保持输液器及药液的无菌状态,连续输液超过 24 小时应每日更换输液器。

（3）长期输液者注意合理使用和保护静脉,一般从远端小静脉开始穿刺。

3. 静脉血标本采集操作流程

1. 准备

（1）操作者准备:着装规范、洗手。

（2）评估:患者病情、是否空腹、局部皮肤情况、血管情况;解释、问二便。

（3）核对医嘱:检验医嘱、检验项目及打印标签上的内容。

（4）用物准备:治疗车上层放采血管、检验标签、采血针、皮肤消毒剂、止血带、手套、棉签、快速手消毒液。治疗车下层放生活垃圾盒、医疗垃圾盒、锐器回收盒、污物回收盒。

2. 选静脉

（1）核对、协助患者取合适体位。

（2）评估皮肤血管状况,选择血管。在穿刺点上方 6 cm 处扎止血带。

3. 消毒　范围:大于 5 cm。

4. 核对、进针　查对、进针嘱握拳,呈 15°～30°进针,见回血固定。

5. 采血　如为抗凝标本,采集完毕立即将真空管颠倒 5～6 次,充分混匀。

6. 拔针　松止血带、拔针按压,特殊情况如有凝血功能障碍者采动脉血时要延长按压时间。

7. 观察　观察穿刺部位有无渗血、肿胀等。

8. 核对

（1）检验医嘱、标签、床号、姓名,洗手。

（2）交代注意事项。

9. 整理

（1）整理床单位,协助患者取舒适体位。

（2）整理用物，分类处理，洗手，送检。

⚠ **注意事项**

（1）同时采集几个项目标本时，先注入血培养标本，再注入全血标本，最后注入血清标本。

（2）做生化检验时，宜清晨空腹采血，应提前告知患者。

（3）严禁在输液、输血的针头处采集血标本，以免影响检验结果。

（4）用真空采血管采血时，不可先将真空采血管与采血针头相连，以免试管内负压消失而影响采血。

（5）采集细菌培养标本，应在使用抗生素前采集标本。已经使用抗生素且不能停用的药物应在血药浓度最低时限内采集，并在检验单上予以注明。

 叩背排痰操作流程

1. 准备

（1）护士着装规范，语言柔和，举止端正。

（2）核对执行单及医嘱。

（3）纸巾、听诊器、毛巾、纱布、弯盘、手消毒剂。

2. 评估

（1）核对患者床号、姓名。

（2）评估患者病情、用药、氧疗情况、皮肤及导管情况、操作合作程度。

（3）听诊肺部呼吸音和干、湿啰音，明确痰液潴留的位置。

（4）判定炎性病灶所在是肺叶还是肺段。

3. 操作准备

（1）环境干净整洁、温湿度适宜、光线适中，注意给患者保暖。

（2）护士洗手、戴口罩。

（3）告知患者拍背排痰的操作步骤和目的，教患者如何配合操作。

4. 操作过程

（1）再次核对。叩背选择在餐后 2 小时或餐前 30 分钟进行。

（2）患者取侧卧位，叩击部位用毛巾盖住以保护局部皮肤。

（3）叩击方法：五指并拢成空杯状，利用腕部力量快速而有节奏地叩击背部，每分钟120～180 次，时间以 3～5 分钟为宜。

（4）叩击原则：从下至上，从外向内，避开肾区、乳房、心脏及骨突出部位（如脊椎、肩胛骨、胸骨）。背部从第 10 肋间隙、胸部从第 6 肋间隙开始向上叩击至肩部。

（5）指导患者有效咳嗽，咳痰后协助患者漱口。

（6）评估排痰情况，听诊肺部呼吸音、啰音的变化，交代注意事项。

（7）协助患者取舒适体位。

（8）整理床单位，清理用物。

5. 整理记录

（1）护士洗手、摘口罩。

（2）在医嘱单上签字，记录时间。

⚠ **注意事项**

（1）听诊肺部有无异常呼吸音及干、湿啰音，明确病变位置。

（2）叩击时避开肾区、乳房、心脏、骨隆突处。

（3）叩击力度适宜，每次叩击时间 3~5 分钟为宜。

（4）操作过程中，密切观察患者呼吸节律与频率、心率与心律、血氧饱和度、舒适程度等。

（5）若患者出现呼吸困难、发绀等，应立即停止操作及时处理。

5. 痰标本采集操作流程

1. 准备

（1）操作者准备：着装符合要求，修剪指甲、洗手、戴口罩。

（2）患者准备：评估病情、意识状态、心理状态、对痰标本采集的认知及合作程度。评估咽部感染程度、口腔黏膜有无异常、治疗情况、是否已应用抗生素。

（3）用物准备：化验单、采集条形码、痰盒；24 小时痰标本准备容积为 500 ml 的清洁广口容器。痰培养标本准备无菌集痰器、漱口溶液 200 ml。

（4）环境准备：安静、整洁、温湿度适宜、光线适中。

2. 核对解释

（1）备齐用物至床旁，请患者说出床号、姓名，护士复述床号、姓名，核对腕带信息；无法正常沟通者，双人核对腕带信息。

（2）向患者解释操作目的、方法、注意事项、配合要点并评估。

3. 操作过程

（1）常规痰标本采集：指导患者晨起后漱口，深呼吸后用力咳出气管深部的痰液，盛于集痰器中。

（2）留取痰标本后护士再次核对，询问患者情况，有无不适。

4. 整理记录送检

（1）协助患者取舒适卧位，整理床单位。

（2）整理用物，按垃圾分类处理用物。

（3）洗手，记录。

（4）将痰标本和检查单及时送往检验室。

⚠ **注意事项**

（1）常规痰标本采集，晨起后漱口采集。

（2）教授有效咳痰方法正确。

（3）标本采集后立即送检，以免影响结果。

（4）留取标本时，不可将唾液、漱口水、鼻涕等混入痰液内。

6. 动脉血标本采集操作流程

1. 准备（操作者）

（1）护士着装规范，洗手，语言柔和，举止端正。

（2）双人核对医嘱、检验单、采集条形码。

2. 评估

（1）患者病情：意识状态、心理状态，是否存在出血现象，患者的配合程度。

（2）患者吸氧状态。

（3）穿刺部位皮肤的完整性及动脉搏动情况。

3. 操作准备

（1）环境干净整洁、温湿度适宜、光线适中。

（2）护士衣帽整齐，洗手，戴口罩，戴手套。

（3）安尔碘、无菌棉签、一次性血气针（或 0.5％肝素、5 ml 注射器、橡胶塞）、胶布、无菌纱布、化验单、采集条形码、手消毒凝胶、锐器桶、生活垃圾桶、医疗垃圾桶。

4. 操作过程

（1）核对床号、姓名。说明操作过程以及患者配合的方式。

（2）环境安静、舒适、光线适宜。

（3）患者取舒适体位，将穿刺部位暴露。

（4）定位：选择合适的动脉（常用股动脉、桡动脉、肱动脉、足背动脉），桡动脉穿刺部位为前臂掌侧腕关节上 2 cm 处，此处搏动较为明显。

（5）用无菌棉签蘸取安尔碘溶液以穿刺点为中心，由内向外呈螺旋状消毒皮肤 2 次，直径在 5 cm 以上，消毒操作者左手示指和中指（或戴无菌手套）。

（6）再次核对。

（7）穿刺进针：查对。用操作者已经消毒的示指和中指触摸动脉搏动，确定动脉位置及走向，以两手指固定动脉，右手持血气针或注射器在两指之间垂直或与动脉成 40°迅速进针。

（8）穿刺成功后，见有鲜红血液自动脉进入血气针或注射器内，以右手固定血气针的方向和深度，抽取血液至所需的量，一般为 1.5 ml 左右。

（9）拔针：取血结束后，迅速拔出针头，穿刺点用无菌纱布加压止血 5～10 分钟。

（10）针头拔出后，立即将针尖斜面刺入橡胶塞上，隔绝空气，将血气针轻轻转动，使血液与肝素充分混匀。

（11）再次核对、交代注意事项。

5. 整理记录

（1）患者取舒适体位，整理床单位。

（2）针头放入利器盒中，空针放入黄色医用垃圾袋内。

（3）洗手、摘口罩。

（4）记录在医嘱单上，签名，写时间。

（5）将动脉血标本同检验单及时送往检验室。

⚠ **注意事项**

（1）遵循查对制度、符合无菌操作标准。

（2）做血气分析时，注射器勿进空气。

（3）立即送检，以免影响结果。

（4）患者穿刺部位拔针后应压迫止血，避免局部出血或形成血肿。

7. **氧气雾化吸入操作流程**

1. 准备

（1）操作者准备：着装符合要求，修剪指甲、洗手、戴口罩。

（2）患者准备：判断患者意识、心理状态以及患者的合作程度；询问用药史及目前用药、氧疗情况；判断患者呼吸状态及配合能力，指导患者做雾化时的呼吸（用嘴深吸气、用鼻深呼气）。

（3）用物准备：氧气雾化吸入器、氧气装置（湿化器内不放水）、弯盘、0.9%氯化钠溶液、遵医嘱备药、注射器、纱布、注射盘、治疗车、生活垃圾桶、医疗垃圾桶。

（4）环境准备：环境安静、整洁、温湿度适宜、光线适中。

2. 配制药液　双人核对、检查药液，抽吸药液并稀释至 5 ml，注入氧气雾化吸入器内，旋紧雾化器。

3. 核对解释

（1）备齐用物至床旁，请患者说出床号、姓名，护士复述床号、姓名，核对腕带信息；无法正常沟通者，双人核对腕带信息。

（2）向患者解释操作目的、方法、注意事项、配合要点，取得患者合作。

4. 操作过程

（1）协助患者漱口，取舒适卧位。

（2）连接、调节流量：将雾化器的接口与氧气装置的输出管连接，调节氧流量至 6～8L/分。

（3）指导患者手持雾化器，面罩罩住口鼻或口含嘴放入口中。紧闭嘴唇深吸气、呼气，反复进行至药液吸完为止。每次雾化吸入时间为 10～15 分钟。

（4）观察患者，询问是否有不适感，交代注意事项。

5. 整理记录

（1）擦净患者面部。

（2）协助患者取舒适体位，整理床单位。

（3）整理用物，按垃圾分类处理用物。

（4）洗手，记录。记录雾化开始、结束的时间，记录患者反应及雾化效果。医嘱单上签字写执行时间。

⚠ **注意事项**

(1) 患者雾化吸入治疗前 1 小时不能进食,以免治疗过程中呕吐。

(2) 雾化吸入时避免药物进入眼睛。

(3) 雾化吸入用物一人一物,不可交叉使用。

(4) 雾化吸入后应洗脸,清除面部残留的药物。

(5) 湿化瓶内勿加水,以免稀释药液,影响疗效。

8. 血压测量操作流程

1. 准备

(1) 操作者准备:着装符合要求,修剪指甲、洗手、戴口罩。

(2) 患者准备:评估患者年龄、病情、既往血压情况、治疗及服药情况;评估被测肢体功能、测量部位皮肤情况;评估患者 30 分钟内有无剧烈运动,进食冷、热饮,情绪波动、心理状态和合作程度。

(3) 用物准备:治疗车上层放血压计、听诊器、记录本、笔、手消毒剂。治疗车下层放生活垃圾桶、医疗垃圾桶。

(4) 环境准备:安静整洁、温湿度适宜、光线适中。

2. 核对解释

(1) 备齐用物至床旁,请患者说出床号、姓名,护士复述床号、姓名,核对腕带信息;无法正常沟通者,双人核对腕带信息。

(2) 向患者解释操作目的、方法、注意事项、配合要点并评估。

上肢肱动脉血压测量操作流程

3. 选择体位

(1) 协助患者取舒适的坐位或仰卧位,卷衣袖充分露出一侧上臂,坐位时肱动脉平第四肋软骨水平,仰卧位时肱动脉平腋中线水平。

(2) 血压计"0"点应与肱动脉、心脏在同一水平,保证测量值准确。

4. 缠绕袖带

(1) 手掌向上,肘部伸直。

(2) 驱尽袖带内空气,将袖带橡胶管向下正对肘窝平整缠绕于上臂中部,袖带下缘距肘窝 2~3 cm,松紧度以能放入一指为宜。

5. 加压充气

(1) 戴好听诊器,先触及肱动脉搏动处,再将听诊器胸件置于肱动脉搏动最强处。

(2) 用一手稍加固定,另一手握输气球,关闭气门,充气至肱动脉搏动音消失,再升高 20~30 mmHg(2.6~4.0 kPa)。

6. 缓慢放气

(1) 以每秒 4 mmHg(0.5 kPa)左右的速度放气,使汞柱缓慢下降。

（2）同时双眼平视汞柱所指刻度并注意肱动脉搏动音和汞柱刻度的变化。

7. 判断数值

（1）判定收缩压和舒张压。

（2）当听诊器听到第一声搏动音时,此时汞柱所指刻度即为收缩压读数;当搏动音突然减弱或消失时,汞柱所指刻度即为舒张压读数。

8. 整理归位

（1）测量完毕,驱尽袖带内空气,关闭阀门,整理袖带放入盒内,将血压计盒盖右倾45°,使汞柱全部回流汞槽内,关闭汞槽开关,盖上盒盖,平稳放置。

（2）协助患者取舒适体位,整理用物及床单位。

9. 记录测值

（1）将所测血压数值按收缩压/舒张压 mmHg 记录在记录本上(测量下肢要注明),如 120/80 mmHg。

（2）当变音时读数与消失音时读数之间有差异时,或面对危重患者时,两个读数均记录,即记录收缩压/变音/消失音读数。

下肢腘动脉血压测量技术

10. 选择体位

（1）协助患者取仰卧位、俯卧位或侧卧位。

（2）协助患者卷裤,露出测量部位。

11. 缠绕袖带

（1）将袖带缠于大腿下部,其下缘距腘窝 3～5 cm。

（2）将听诊器胸件置于腘动脉搏动最明显处。

12. 加压充气

（1）戴好听诊器,先触及腘动脉搏动处,再将听诊器胸件置于腘动脉搏动最强处。

（2）用一手稍加固定,另一只手握输气球,关闭气门,充气至腘动脉搏动音消失,再升高 20～30 mmHg(2.6～4.0 kPa)。

13. 缓慢放气

（1）以每秒 4 mmHg(0.5 kPa)左右的速度放气,使汞柱缓慢下降。

（2）同时双眼平视汞柱所指刻度并注意腘动脉搏动音和汞柱刻度的变化。

14. 判断数值

（1）判定收缩压和舒张压。

（2）当听诊器听到第一声搏动音时,此时汞柱所指刻度即为收缩压读数;当搏动音突然减弱或消失时,汞柱所指刻度即为舒张压读数。

15. 整理归位

（1）测量完毕,驱尽袖带内空气,关闭阀门,整理袖带放入盒内,将血压计盒盖右倾45°,使汞柱全部回流汞槽内,关闭汞槽开关,盖上盒盖,平稳放置。

（2）协助患者取舒适体位,整理用物及床单位。

16. 记录测值

（1）将所测血压数值按收缩压/舒张压 mmHg 记录在记录本上(测量下肢要注明),如

120/80 mmHg。

（2）当变音时读数与消失音时读数之间有差异时，或面对危重患者时，两个读数均记录，即记录收缩压/变音/消失音读数。

⚠️ **注意事项**

（1）定期检查、校对血压计。测量前应检查血压计：玻璃管无裂损，刻度清晰，输气球和橡胶管无老化、不漏气，袖带宽窄合适，水银充足、无断裂；检查听诊器：橡胶管无老化、衔接紧密，听诊器传导正常。

（2）对需密切观察血压的患者应做到"四定"，即定时间、定部位、定体位、定血压计，有助于测定的准确性和对照的可比性。

（3）为偏瘫、肢体外伤或手术的患者测血压时应选择健侧肢体测量。

（4）发现血压异常或听不清时，应重新测量。重测时，应先将袖带内空气驱尽，水银柱降至"0"点，稍待片刻后再测量。必要时，作双侧对照。

（5）对血压测量的要求：应至少测量2次，间隔1～2分钟重复测量，取2次读数的平均值记录。如果收缩压或舒张压的2次读数相差5mmHg以上，应再次测量，取3次读数的平均值记录。首诊时测量两上臂血压，以血压读数较高的一侧作为测量的上臂。

（6）排除影响血压测量值的干扰因素。

9. 微量泵操作流程

1. 准备

（1）操作者准备：着装符合要求，修剪指甲、洗手、戴口罩。

（2）患者准备：

评估：病情、年龄及治疗情况；意识状态、合作程度及自理能力；局部皮肤及血管情况；告知患者：操作方法、目的，指导患者配合，协助患者排尿。

（3）用物准备：

1）治疗车上层放微量泵、微量泵管、输液卡、治疗盘、药品、注射器、排液碗、输液贴或胶布、皮肤消毒液及棉签、消毒洗手液、按医嘱填写的输液卡、按医嘱核对的治疗单、按无菌操作原则配制的药液。

2）治疗车下层放医用垃圾桶、生活垃圾桶、锐器桶。

3）其他：输液架，必要时备电源插座。

（4）环境准备：安静、整洁、温湿度及光线适宜。

2. 配置药液　查对医嘱，根据药物选择适当注射器，根据医嘱配置药物，将注射器连接微量泵管，排气。

3. 连接微量泵

（1）携用物至床旁，核对患者姓名、床号、腕带，做好解释工作，将微量泵固定在输液架上，接通电源，打开电源开关。

（2）安装、自检注射器：向上推动"推杆锁"，拉出"推杆"；向外拉出"针筒夹"，逆时针转动 90°;安装注射器,固定针栓尾端,使"推杆锁"复位。

(3) 按"快进"键再次排气。

4. 调节微量泵

(1) 设置泵入速度、输液总量。

(2) 按静脉输液操作程序穿刺静脉,妥善固定。

(3) 确认微量泵设置无误后,按下"开始/停止"键,开始输液。

5. 观察记录

(1) 定期巡视、观察患者反应和微量泵运行情况。

(2) 交代注意事项,及时处理各种报警,记录药液名称、量及输液速度等。

6. 停止输液

(1) 当输液量接近预先设定值时,输液量显示键闪烁,提示输液即将结束。

(2) 按"开始/停止"键关微量泵,取出注射器,遵医嘱更换液体或停止输液。

7. 整理记录

(1) 协助患者取舒适体位,整理床单位。

(2) 洗手、记录。

⚠ **注意事项**

(1) 连接微量泵前注意彻底排尽微量泵管内空气。

(2) 应用微量泵时,护士应准确记录用药的剂量、浓度和速度,并观察用药后的效果和反应。

(3) 更换治疗作用不同的液体时,应根据病情变化重新设置输液速度。

(4) 熟悉并正确处理各种报警,如输液管道堵塞、管道内有气泡、断电、液体滴空等。严防药物快速输入引起不良反应。

(5) 保证静脉管路通畅,严防药物渗入组织。

10. 氧气吸入操作流程

1. 准备

(1) 操作者准备:着装符合要求,修剪指甲、洗手、戴口罩。

(2) 患者准备:评估病情、年龄、治疗情况、意识状态、呼吸状态、缺氧程度、对吸氧的认知和合作程度;鼻中隔有无偏曲、鼻腔有无出血、是否通畅。

(3) 用物准备:

1) 治疗车上层放氧气装置 1 套(流量表、湿化瓶内盛有 1/3～1/2 体积的冷开水或蒸馏水)、一次性双腔鼻导管、纱布、棉签、清水、弯盘、手电筒、记录单、手消毒凝胶。

2) 治疗车下层放医用垃圾桶、生活垃圾桶。

(4) 环境准备:整洁安静、温湿度及光线适宜、病房内无明火、无热源。

2. 核对解释 核对患者、解释并取得合作、安置舒适体位。

3. 安装氧表

（1）将湿化瓶（内盛有 1/3～1/2 体积的冷开水或蒸馏水）安装在流量表上，关闭流量开关。

（2）将流量表安装在中心供氧装置上，当听到"咔嚓"声响时，说明接头已锁住。

4. 供给氧气

（1）用棉签蘸清水清洁鼻腔。

（2）检查一次性双腔鼻导管并连接在流量表上，根据医嘱调节氧流量。

（3）湿润鼻导管并检查鼻导管通畅，将鼻导管轻轻插入患者鼻腔，于耳后或颌下固定鼻导管。

5. 观察告知

（1）密切观察患者病情及用氧效果，按需调节氧流量。

（2）告知患者及家属安全用氧的注意事项。

6. 整理记录

（1）协助患者取舒适体位，整理床单位，清理用物，洗手，摘口罩。

（2）记录用氧时间、氧流量、签名。

7. 停用氧气

（1）遵医嘱停氧：评估患者缺氧改善情况，向患者说明停止吸氧的理由。

（2）拔出鼻导管，清洁鼻部。

（3）关闭流量开关，分离鼻导管，取下流量表及湿化瓶。

8. 整理记录

（1）协助取舒适体位，整理床单位，分类处理用物。洗手，摘口罩。

（2）记录停氧时间，签名。

⚠ **注意事项**

（1）注意用氧安全，切实做好"四防"，即防震、防火、防热、防油。

（2）使用氧气时，应调节好氧流量，再插入鼻导管；停用氧气时，应先拔出鼻导管，再关流量开关。用氧中途改变流量时，应先分离鼻导管，调节好流量再重新插入鼻导管，以免一旦开关出错，大量氧气进入呼吸道而损伤肺部组织。

（3）持续吸氧者应保持鼻导管通畅，每日更换鼻导管 2 次，每日更换湿化瓶、冷开水或蒸馏水。

 11. 静脉留置针操作流程 ⋯⋯⋯⋯⋯⋯⋯⋯⋯⋯⋯⋯⋯⋯⋯⋯⋯⋯⋯⋯⋯⋯⋯⋯⋯⋯⋯⋯⋯⋯

1. 准备

（1）操作者准备：着装规范、洗手。

（2）评估：病室环境、患者病情、血管情况、自理程度、用药情况、解释操作原因及方法，问二便。

（3）用物准备：

1）治疗车上层放药物、输液器、留置针、无菌透明贴膜、正压接头、止血带、胶布、安尔碘、棉签、治疗碗、核对单、执行单、手消毒剂。

2）治疗车下层放生活垃圾桶、医疗垃圾桶、锐器盒。

2. 消毒加药

（1）查对后拉开输液瓶口保护套，消毒。

（2）药品消毒，选择合适的注射器（检查有效期、有无漏气），加入药液并填写输液瓶贴，倒贴于输液瓶上。

3. 检查插针

（1）再次消毒瓶塞。

（2）检查输液器质量，打开输液瓶包装，关闭调节器，将输液管和通气管针头插入瓶塞至针头根部。

4. 核对解释　备齐用物携至床旁，仔细核对床头卡、手腕带，解释操作目的、配合要点。

5. 初步排气　将输液瓶挂在输液架上，取下输液器前端头皮针并更换留置针及正压接头，将茂菲滴管倒置，打开调节器。使液体流入滴管内，当达到 $1/2\sim2/3$ 满时，迅速转正滴管，使液体缓缓下降，直至液体流入留置针管内即可，关闭调节器，检查有无气泡，将输液管放置妥当。

6. 选静脉、消毒

（1）穿刺点上方 $6\sim8$ cm 处扎止血带，选择合适血管，松止血带，消毒（范围：大于 5 cm），准备无菌透明贴膜。

（2）扎止血带，以穿刺点为中心，由内向外螺旋式擦拭消毒。

7. 核对、排气　再次核对患者信息，取出针头护套，排气，排出的药液盛于治疗碗内，转动针芯。关闭调节器并检查针头与输液管内空气确实排尽。

8. 静脉穿刺　进针：与皮肤呈 $15\sim30°$→见回血降低角度再进少许→左手拇指、食指固定侧管→右手抽出针芯，边撤针芯左手边将软管送入静脉内→一手固定针柄，一手松止血带→打开调节器→嘱松拳。

9. 固定、调节滴速

（1）无菌透明贴膜贴于穿刺部位（敷料边缘与留置针针翼下缘平齐）→胶布固定输液管→无菌敷料上注明留置时间及留置人。

（2）根据病情、年龄、药物性质、医嘱调节滴速。

10. 核对、记录

（1）再次核对，整理床单位，协助患者取舒适体位。

（2）健康宣教，告知患者注意留置针护理，避免抓挠固定部位，洗漱时不能沾水，避免造成感染或脱落，将呼叫器置于可取处。

（3）洗手，填写输液卡并挂在输液架上。

11. 整理用物　协助患者取舒适体位，整理床单位，清理用物，洗手记录。

⚠ **注意事项**

(1) 留置针的固定位置尽量选择上肢,尽量避免过度活动,以防滚针、血管刺破等,对于能够下地的患者,不应将静脉留置针留在下肢,以免因重力而回血或堵塞导管。

(2) 留置针每次使用前要使用无菌0.9%氯化钠溶液冲洗导管,使用后进行封管,以防止管内形成血凝块。

(3) 定期消毒更换,不可使用时间过长,如留置部位出现红肿、疼痛、有分泌物等情况,及时拔除。

(4) 嘱患者平时注意护理,避免剧烈活动、抓挠、沾到水,以免留置针部位造成感染。

电除颤护理操作流程

1. 评估 现场环境安全,适宜抢救。

2. 用物准备

(1) 治疗车上层放除颤仪(完好且满电)、导电糊、纱布块、手消毒液、护理记录单。

(2) 治疗车下层放生活垃圾桶、医疗垃圾桶。

(3) 护士准备:七步洗手法洗手、戴口罩。

3. 判断

(1) 患者突然发生意识丧失、抽搐、发绀、大动脉搏动消失。

(2) 心电图示波为室颤、无脉性室速图形。

4. 呼救 再次查看心电图示波判断为室颤、无脉性室速图形,呼救医务人员进行抢救,计时。

5. 开始操作

(1) 将患者平卧于板床,暴露胸前区,去除患者金属饰物,评估除颤部位皮肤情况,干纱布擦拭。

(2) 打开电源,均匀涂抹导电糊。

(3) 确认电复律方式,能量选择正确:单向波除颤用360 J,直线双向波用200 J,充电。

(4) 放置电极板贴紧皮肤,以10~20 kg力量下压电极片放置位置:

1) 心尖部:左腋中线平第5肋间。

2) 心底部:右锁骨中线平第2肋间,避开内置起搏器位置。

(5) 再次观察心电示波,确认需要除颤。

(6) 充电后,大声请所有医务人员远离病床和患者。

(7) 确认电复律状态为非同步方式,按放电按钮电击除颤。

(8) 观察心电示波,必要时再次除颤(建议单次除颤)。

(9) 观察心电图,除颤成功,看时间,观察患者电击部位皮肤有无灼伤。

(10) 除颤后不成功,需要进行5个循环的心肺复苏(从胸外按压开始)。

6. 整理用物 观察并清理患者胸前皮肤,协助患者取舒适体位,整理床单位,清理用物,洗手,记录。

⚠ **注意事项**

（1）保证除颤操作中的安全,患者去除假牙,确定患者除颤局部有无潮湿,胸前皮肤有无敷料,皮肤与电极接触紧不紧密。

（2）不得连接导电物质,去除金属物质,导电膏要涂满电极板,尤其是注意边缘都要涂好,避免患者皮肤干燥接触电极板,从而导致皮肤烧伤。

（3）除颤前后必须以心电监测为主,通过心电监护加以前后对照,明确患者是否做电除颤,或者除颤之后的效果。

（4）除颤放电时,禁止在较潮湿的环境中操作,确定操作时周围人员无直接或间接接触患者,避免其他人员被电击到。

（5）保持电极板的清洁,避开内置式起搏器部位,间隔＞10 cm。

（6）避开溃烂或伤口部位。

（7）误充电须在除颤器上放电。

（8）尽量避免高氧环境。

（9）心肺复苏(CPR)过程中除颤时,应在患者呼气终时放电除颤,以减少跨胸电阻抗。

（10）操作结束之后,擦拭电极板,检查记录纸,导电膏归位,保证除颤仪处于完好备用状态。

（11）除颤仪如果无法进行除颤,或充电电击循环速度很慢,应咨询工程技术人员维修。

▨ **故障排除** 》》》

（1）开机后主要功能无响应,如监视器黑屏、不能除颤,检查电池电量。

（2）开机连接导联后心电图显示一条直线,检查电极是否脱落,与人体接触不良及导联线是否有断电。

（3）开机后屏幕显示波形紊乱、字符抖动等,检查是否存在电磁干扰问题。

13. 心肺复苏操作流程

1. **确认现场安全**　检查现场周围环境是否安全。

2. **判断**

（1）轻拍患者肩膀,大声在耳边呼叫患者(轻拍重喊,左右耳旁各呼喊一次):某某,某某,你怎么了? 能听见我说话吗? (口述患者无意识)

（2）判断颈动脉搏动不少于 10 秒:食指和中指触摸气管正中部位,然后往近侧滑移 2～3 cm 颈动脉位置,感受颈动脉是否有搏动。同时判断呼吸:脸靠近患者口鼻处,距离 3 cm 感受是否有气流流出,同时眼睛看胸廓是否有起伏。(口述:患者无呼吸无颈动脉搏动)

3. **呼救**　××护士,×病室××患者需要抢救,快通知医生,开始计时。

4. 胸外心脏按压

(1) 体位:掀被,使患者去枕仰卧(口述:将患者置于硬板床上,头、颈、躯干在同一轴线上,双手放于身体两侧,身体无扭曲),松解衣裤,暴露患者胸腹部。

(2) 找按压部位:胸骨中下 1/3 处或两乳头连线的中点。

(3) 按压方法:两手掌根部重叠,手指翘起不接触胸壁,上半身腰背挺直,身体前倾,双肩位于双手的正上方,两臂伸直(肘关节伸直),手部垂直向下用力,借助上半身的重量和肩部肌肉的力量向下按,按压后让胸廓充分回弹,回弹时掌根不离开胸壁,并随时留意胸骨和肋骨是否有骨折,压下和松开的时间基本相等。

(4) 按压频次:按压频率大于 100 次/分,按压:呼吸=30:2。

(5) 按压深度:胸骨下陷至少 5 cm。

5. 开放气道

(1) 头偏向一侧,清除口鼻腔内异物及呕吐物,取下活动性义齿,判断颈部无损伤。

(2) 开放气道:

1) 仰头抬颏法:一手压前额,使患者头部后仰,另一手食指和中指将下颌向上抬起,使下颌尖、耳垂连线与地面垂直。

2) 双手抬颏法:双手抓紧患者的下颌部位,使患者头部向后仰,下颌部位向前移,从而打开患者的气道。

6. 人工呼吸

(1) 将简易呼吸器面罩紧紧扣住口鼻部,用 E-C 手法固定面罩。

(2) 挤压气囊 2 次,潮气量 500~650 ml,挤压气囊时间每次 1 秒以上。

(3) 有效通气标准:可见胸廓起伏。

7. 复苏效果判断   5 个循环结束后,判断颈动脉搏动和呼吸。报:患者颈动脉搏动恢复,自主呼吸恢复,意识恢复。为患者测血压,收缩压大于 60 mmHg,散大的瞳孔缩小,对光有反射,面色、口唇、甲床和皮肤色泽转红,复苏成功,计时。

8. 整理记录

(1) 恢复患者体位,头偏向一侧,撤板,垫枕,穿好衣服,盖好被子。

(2) 七步洗手法洗手,记录(口述:操作结束)。报:严密观察患者意识状态、生命体征和尿量变化,及时报告医生。

⚠ **注意事项**

(1) 人工呼吸时要确保呼吸道通畅,吹气后,迅速将头转向患者胸的方向,避免吸入患者呼出的高浓度二氧化碳并观察患者呼吸情况。

(2) 胸外心脏按压时力度要适宜,位置、手法要正确,两手手指不能触及患者胸壁,按压至最深处要稍作停顿,抬手时不可离开胸壁,以免移位。

(3) 操作中途换人,不得使抢救中断时间超过 5~7 秒,应在心脏按压、吹气间隙进行,人工呼吸与胸外心脏按压同时进行时,吹气应在放松按压的间歇进行(吹气按压不同时),二人操作要配合默契。在未恢复自主心律前不能中断按压。

(4) 实施复苏术中要准确评估患者情况,如意识状态、自主呼吸、皮肤黏膜温度及颜色变化、大动脉搏动、瞳孔变化等。

（5）遇有肋骨骨折、血气胸、心包填塞、心脏外伤等,应立即配合医生进行胸内心脏按压术。

（6）遇有头颈、脊髓外伤者不宜抬颈或搬动,以免脊髓损伤。

14. 末梢血糖测定操作流程

1. 准备
（1）核对医嘱。
（2）评估患者:核对解释,核对血糖监测时间,协助患者取舒适卧位,嘱患者清洗双手。
（3）病房环境:安静、整洁。
（4）操作者准备:着装规范、洗手。
（5）用物准备:75％乙醇、棉签、快速血糖仪（调教血糖仪代码,确认血糖仪和试纸代码一致）、血糖试纸（检查有效期）、一次性采血针等。

2. 核对消毒
（1）核对腕带,按摩手指。
（2）消毒:75％乙醇消毒指腹侧面1次,待干。
（3）打开血糖仪,安装试纸,再次核对。

3. 采血读数
（1）采血针紧贴采血部位,穿刺同时左手捏住患者手指以减轻疼痛,将使用过的一次性采血针丢弃于锐器桶内。
（2）用无菌棉签拭去第一滴血。
（3）手持血糖仪,试纸测试区向上,将血糖试纸口对准血液,测试区完全变成红色。
（4）无菌干棉签按压穿刺点1～2分钟,将血糖仪放平,等待检验结果。
（5）正确读数,核对后告知患者。
（6）撤出试纸条,关机。

4. 整理记录
（1）协助患者取舒适体位。
（2）整理衣物及床单位,将呼叫器置于患者伸手可及之处。
（3）整理并处理用物。
（4）洗手、记录、签字。

⚠ **注意事项**

（1）乙醇消毒待干后实施采血。
（2）穿刺点不可挤压。
（3）避免试纸污染。
（4）长期监测血糖的患者,有计划更换穿刺部位。
（5）凝血功能障碍患者穿刺后延长按压时间。

15. 尿标本采集操作流程

1. 准备

（1）核对医嘱。

（2）评估患者：核对、解释目的，清洗外阴。

（3）病房环境：关门窗，调室温，用屏风遮挡。

（4）操作者准备：着装规范、洗手。

（5）用物准备：导尿包（无菌物品查对有效期、质量）、尿垫等。

2. 安置体位

（1）松开床尾盖被，站于患者右侧。

（2）帮助患者脱去对侧裤腿盖于近侧腿上，对侧腿盖棉被。

（3）屈膝仰卧位，两腿略外展，露出外阴。

（4）臀下铺一次性尿垫。

3. 开包初消毒

（1）消毒双手，车上打开无菌导尿包。

（2）取出初消毒用物置于患者两腿之间。

（3）左手戴手套，右手持镊夹取碘伏棉球，消毒外阴顺序：阴阜、对侧大腿根、近侧大腿根、对侧大阴唇、近侧大阴唇、对侧小阴唇、近侧小阴唇、尿道口到阴道。

（4）污棉球置于床尾包装袋上，消毒毕，脱下手套放于弯盘内，弯盘及尿垫置于治疗车下层，更换新尿垫。

4. 铺盘、戴无菌手套、铺孔巾

（1）消毒双手，将无菌导尿包置于患者两腿之间。

（2）按无菌操作要求打开内层包布。

（3）戴无菌手套，捏起孔巾。

（4）铺孔巾（保持无菌，底边不拖拉）。

5. 整理再消毒

（1）按操作需要排列无菌用物，放置合理。

（2）由尿管头端向下润滑尿管前端约 6 cm。

（3）左手分开并固定小阴唇，右手持镊夹取碘伏棉球。

（4）依次消毒尿道口、对侧小阴唇、近侧小阴唇，在尿道口停留，将用过的镊子弃去，左手不动。

6. 插管导尿

（1）右手将放置尿管的无菌盘移至近会阴处。

（2）嘱患者张口深呼吸，使尿道括约肌松弛。

（3）右手持镊夹住导尿管前端，对准尿道口轻轻插入 4～6 cm，见尿再进 1 cm。

7. 留取标本

（1）左手夹紧尿管。

（2）右手用无菌标本瓶接中段尿液 5 ml,盖好瓶盖。

8. 拔除尿管

（1）夹闭尿管并拔出置于弯盘。

（2）撤下孔巾,擦净会阴。

9. 整理记录

（1）收拾导尿用物弃于医用垃圾桶。

（2）脱手套,协助患者穿裤子,取舒适卧位,整理床单位。

（3）洗手,记录。

（4）将尿标本瓶贴好标签连同化验单送检。

⚠ 注意事项

（1）严格查对,做好核对解释工作。

（2）保证无菌,防止尿路感染。

（3）注意遮挡,保护隐私,维护自尊,保暖。

（4）选择光滑、粗细适宜的导尿管。动作轻柔、准确,避免损伤黏膜。若误入阴道,应更换新的尿管重新插入。对于老年女性,更应认真观察、辨认尿道口。

（5）膀胱高度膨胀和极度虚弱的患者,首次放尿不超过 1 000 ml,以免虚脱和出现血尿。

（6）留取尿培养标本时,注意无菌,留取中段尿。

16. 静脉注射操作流程

1. 准备

（1）核对医嘱。

（2）评估患者:核对解释,检查血管。

（3）病房环境:温湿度适宜、安静整洁、光线适中。

（4）操作者准备:着装规范、洗手。

（5）治疗室环境:清洁、宽敞、通风、擦治疗盘和车。

（6）用物准备:安尔碘(检查有效期、开启日期)、棉签(检查无漏气,有效期)、无菌溶液(检查名称、浓度、剂量、有效期、瓶口、瓶身、对光倒置)、止血带、注射器等。

2. 抽吸药液

（1）遵医嘱,三查八对抽吸药液。

（2）抽完药液,二人核对放入治疗盘内。

3. 核对患者

（1）使用医嘱单或执行单核对床头卡和腕带。

（2）同时让患者自己说出名字。

4. 选血管穿刺

（1）垫治疗巾。

（2）系止血带，选血管（选择粗直、弹性好、避开关节和静脉瓣的静脉）。

（3）松止血带，第一遍消毒。

（4）待干，撕输液贴。

（5）系止血带（穿刺点上 6 cm）。

（6）第二次消毒（范围大于 5 cm）。

（7）拔帽排气。

（8）核对穿刺（针尖斜面向上成 15°～30°，见回血后平行进针少许）。

（9）松止血带，患者松拳，缓慢推药，观察患者反应。

5. 拔针按压

（1）拔针按压 3～5 分钟，嘱患者屈肘。

（2）再次核对。

6. 整理记录

（1）协助患者取舒适体位，整理床单位。

（2）清理用物，洗手，记录。

⚠ **注意事项**

（1）根据患者年龄、病情及药物性质，掌握推药速度，随时听取患者主诉，观察患者及注射局部情况。

（2）注射刺激性强的药物：用注射器连接头皮针，注射成功后先注入少量 0.9% 氯化钠溶液，证实针头在静脉内，再换上抽有药液的注射器缓慢推药。

 心电监护操作流程

1. 准备

（1）护士：衣帽整齐，头发无散乱，修剪指甲，无首饰，洗手、戴口罩。

（2）核对医嘱、执行单。

（3）患者：

1）查对床号、姓名，解释操作目的、注意事项，取得合作。

2）评估患者胸前皮肤情况，有无皮疹、伤口。

3）30 分钟前有无情绪激动，剧烈运动，饮浓茶、咖啡。

4）是否安装心脏起搏器，是否需要除颤等。

（4）环境：安静，整洁，安全，温、湿度适宜，无电磁波干扰。

（5）物品：心电监护仪、导联线、75% 乙醇、棉签、弯盘、电极片、纱布、医嘱执行单、手消毒液。

2. 仪器检查

（1）开机检查仪器运作正常。

（2）根据检测选择导联线连接监护仪"ECG"接口，测血压袖带接"NIBP"接口，血氧饱和度接"SpO_2"接口。

3. 核对解释

(1) 备齐用物至患者床旁,核对患者床号,询问患者姓名,核对腕带信息。

(2) 向患者解释操作的目的和方法。

4. 安置体位 遮挡患者,协助患者取平卧位。

5. 连接心电监护仪

(1) 连接监护仪电源,打开主机开关,检查监护仪功能是否完好。

(2) 连接五电极。

6. 清洁皮肤 暴露患者胸前部,正确选择电极片位置,用 75% 乙醇棉签擦拭皮肤去脂。

7. 贴电极片

(1) 右上(RA):胸骨右缘锁骨中线第一肋间。

(2) 左上(LA):胸骨左缘锁骨中线第一肋间。

(3) 右下(RL):右锁骨中线剑突水平处。

(4) 左下(LL):左锁骨中线剑突水平处。

(5) 胸导(C):胸骨左缘第四肋间。

8. SpO_2 监测 将 SpO_2 传感器戴在与患者血压计袖带相反肢体,并正确安放(红点照指甲),勿夹于测血压肢体侧。

9. 血压监测

(1) 被测肢体与心脏处于同一水平。

(2) 伸肘并稍外展,将袖带平整地缠于上臂中部(避开输液肢体)。

(3) 袖带下缘应距肘窝 $2\sim3\,cm$,松紧以能放入一指为宜。

(4) 按测量键进行测量,如需定时测量,设定测量间隔时间。

10. 调节波形

(1) 根据患者情况选择导联,最常用的是 Ⅱ 导联心电图,需清晰显示 P 波。

(2) 调整波形大小、振幅、波速。

11. 报警设置 打开报警系统,根据患者情况,设定各报警上下限参数,报警范围的设定不是正常范围而是安全范围。

12. 整理记录

(1) 在护理记录单上记录心率、SpO_2、呼吸、血压数值。

(2) 协助患者取舒适卧位,整理床单位,垃圾分类,用手消毒液洗手。

13. 指导患者

(1) 告知患者监护期间,不要剧烈运动。

(2) 告知患者及家属监护期间,手机应远离监护仪,以免造成干扰。

(3) 告知患者翻身时,不要抻拉、弯折导联线。

14. 停止监测

(1) 向患者解释,关闭监护仪。

(2) 撤除 SpO_2 传感器,撤除血压计袖带。

(3) 撤除心前区导联线、电极片。

（4）清洁皮肤,协助患者穿好衣服,安置患者于舒适体位。

（5）整理床单位,整理仪器,处理用物（按医用垃圾分类）。

（6）用七步洗手法洗手,摘下口罩。

（7）填写护理记录单。

⚠️ **注意事项**

（1）正确放置各导联线,防止位置错误。

（2）安装电极时,皮肤要脱脂干净,尽可能降低皮肤电阻,注意留出心前区,避开除颤部位。

（3）密切观察心电图波形,及时处理干扰和电极片脱落。

（4）定期更换电极片,监护超过 72 小时应更换电极片位置,防止皮肤过敏或损伤。

（5）禁止在动、静脉置管及输液侧肢体测量血压。

（6）对频繁测量血压的患者应定时松解袖带,以免影响肢体的血液循环。

（7）不要将血氧饱和度传感器戴在绑有血压袖带或动、静脉置管及输液侧肢体上。

（8）禁止关闭报警功能,除非在抢救时才可以暂时关闭。报警范围的设定不是正常范围而是安全范围。

18. 口腔护理操作流程

1. 准备

（1）护士:衣帽整齐,头发无散乱,无首饰,修剪指甲,洗手,戴口罩。

（2）核对医嘱、执行单。

（3）患者:

1）查对床号、姓名,核对腕带。

2）评估患者意识状态、自理能力。

3）解释操作目的、注意事项,取得合作。

4）评估患者口腔黏膜的颜色,有无溃疡、疱疹及渗出液等。

5）检查患者牙齿是否齐全,有无义齿、龋齿、牙垢,口腔有无异常气味等。

（4）环境:安静、整洁、温湿度适宜。

（5）物品:

1）治疗车上层放一次性无菌口护包（内含棉球 16 个、弯血管钳 1 把、镊子 1 把、一次性压舌板、一次性垫巾、弯盘 1 个、治疗碗 2 个、纱布）、吸水管、棉签、漱口液（遵医嘱准备）、温水、漱口杯、手电筒、手消毒液,需要时备张口器、唇膏、外用药。

2）治疗车下层放医疗垃圾桶、生活垃圾桶。

3）外用药及漱口溶液:结合病情及患者需要,根据医嘱准备。

2. 核对解释

（1）备齐用物至床旁,核对患者床号,询问患者姓名,核对腕带信息。

（2）向患者解释操作的目的和方法。

3. 安置体位

(1) 协助患者侧卧或仰卧位,头偏向护士。

(2) 打开一次性口腔护理包,戴手套,铺治疗巾于颌下,置弯盘于口角旁。

(3) 用漱口液浸湿棉球,清点棉球数量。

4. 湿润口唇、观察口腔

(1) 用棉球湿润口唇,协助患者用温水漱口(昏迷患者禁忌漱口)。

(2) 用手电筒检查患者的口腔情况,以及有无出血、溃疡、真菌感染及特殊气味等。

5. 擦洗口腔

(1) 夹取棉球挤干漱口液。

(2) 指导患者咬合上、下齿,用压舌板撑开左侧颊部,由内向外沿齿缝纵向擦洗左侧上下牙齿的外侧面至门齿;同法擦洗右侧牙齿外侧面。

(3) 指导患者张口,依次擦洗左上牙齿的内侧面、左上咬合面、左下内侧面、左下咬合面、左侧面颊部(上、下齿内侧面由内向外沿齿缝纵向擦洗,上、下齿咬合面由内向外螺旋擦洗,面颊部弧形擦洗)。

(4) 指导患者张口,由内向外横向擦洗硬腭、舌面和舌下。

6. 漱口观察

(1) 协助患者漱口、擦干口角。

(2) 撤治疗巾及弯盘,脱手套,清点棉球数量。

(3) 观察口腔是否擦洗干净、有无炎症和出血等异常情况,必要时患处涂外用药、口唇涂石蜡油或润唇膏。

(4) 询问患者感受,给予口腔健康指导。

7. 整理记录

(1) 协助患者取舒适卧位,整理床单位,呼叫器放于床旁。

(2) 医疗垃圾、生活垃圾进行分类。

(3) 记录护理记录单。

(4) 用七步洗手法洗手。

⚠ **注意事项**

(1) 昏迷患者禁忌漱口。

(2) 擦洗时血管钳尖端朝下,棉球应包裹管钳尖端。

(3) 擦洗动作要轻柔,特别对凝血功能较差的患者,避免损伤牙龈及口腔黏膜。

(4) 擦洗时用血管钳夹紧棉球,每次只能夹棉球 1 个,以防棉球遗留在口腔内。

(5) 棉球不宜过湿,以免溶液误吸入呼吸道导致呛咳或窒息。

(6) 擦洗前后清点棉球数量,以免棉球遗留在口腔内。

(7) 若患者牙关紧闭、不能自行张口,需使用开口器时,应从臼齿放入,不可使用暴力。

(8) 长期应用抗生素者,应注意观察口腔黏膜有无真菌感染。

(9) 若患者有活动义齿,应取出,用清水刷洗干净,置于清水杯中保存,不可用乙醇、热水浸泡,以免义齿变色、变形和老化。

19. 气管切开护理操作流程

1. 准备

(1) 护士：衣帽整齐，头发无散乱，无首饰，修剪指甲，洗手、戴口罩。

(2) 核对医嘱、执行单。

(3) 患者：

1) 查对床号、姓名，核对腕带。

2) 评估患者神志，意识状态、呼吸状态、心理状态及合作程度。

3) 向患者或家属解释操作目的、注意事项，取得合作。

4) 评估患者缺氧程度、生命体征、SpO$_2$，痰液的量及黏稠度。

5) 检查气管切开套管、敷料及固定情况。

(4) 环境：安静、整洁，温湿度适宜。

(5) 物品：

治疗车上层：1) 无菌治疗盘内置无菌治疗碗 2 个、无菌弯盘 2 个、治疗巾、无菌棉球、止血钳 2 把、无菌纱布、切口纱布；2) 0.9%氯化钠溶液、一次性使用吸痰管（内含无菌手套 1 只）2 个、碘伏；3) 负压吸引器包括连接管、干燥瓶、吸氧装置（均备于床头），急救药品及物品、手消毒液，记录单、医嘱单。

治疗车下层放医疗垃圾桶、生活垃圾桶。

2. 核对解释

(1) 备齐用物至床旁，核对患者床号、姓名，核对腕带信息。

(2) 向患者解释操作的目的和方法，并取得合作。

3. 吸痰准备

(1) 给予患者高流量吸氧 3～5 分钟。

(2) 检查负压吸引器各处连接是否正确、有无漏气，打开吸痰器开关，反折连接管前端，调节负压。

(3) 打开 0.9%氯化钠溶液，倒于 2 个治疗碗中，并注明开瓶日期和时间。

(4) 七步洗手法洗手。

4. 安置体位 协助患者取去枕平卧位。

5. 吸痰操作

(1) 取下患者气管切开口处敷料。

(2) 打开吸痰管包装，戴无菌手套，取出吸痰管。

(3) 连接管与吸痰管连接，试吸 0.9%氯化钠溶液（其中一碗 0.9%氯化钠溶液），检查吸痰管是否通畅。

(4) 阻断负压，将吸痰管经气管套管插入气管内，遇阻力后略上提。

(5) 吸痰时左右旋转，自深部向上提拉吸净痰液，每次吸痰<15 秒。

(6) 吸痰过程中密切观察患者痰液情况、生命体征、SpO$_2$。

(7) 吸痰后再次给予患者高流量吸氧 3～5 分钟。

(8) 将吸痰管与连接管断开,将吸痰管连同手套弃于医疗垃圾桶内,用连接管抽吸 0.9%氯化钠溶液(另一碗)冲洗连接管。

(9) 关闭吸引器,将连接管放置妥当。

6. 切口换药

(1) 取下开口纱布,查看气管切口伤口情况,用七步洗手法洗手。

(2) 戴无菌手套。

(3) 碘伏棉球消毒:擦拭气管套管周围皮肤,一次使用 1 个棉球,直径超过 8cm,方向由内向外,消毒两遍。

(4) 用 0.9%氯化钠溶液棉球擦净气管套管。

(5) 重新垫入无菌开口纱布衬于套管和皮肤中间。

(6) 剪掉原有的颈部系带,更换干净系带,检查固定牢固。

(7) 用 0.9%氯化钠溶液纱布轻盖于气管切口外,检查气管套管的固定带松紧度,脱手套。

7. 观察指导

(1) 观察患者生命体征、SpO_2 变化。

(2) 向患者或家属交代注意事项。

8. 整理记录

(1) 协助患者取舒适卧位,整理床单位,呼叫器放于床旁。

(2) 医疗垃圾、生活垃圾进行分类。

(3) 负压装置及连接管消毒备用,及时倾倒储液瓶。

(4) 记录痰液量、色、性状、黏稠度,气管切开伤口情况、SpO_2 变化。

(5) 七步洗手法洗手,摘口罩。

⚠ **注意事项**

(1) 吸痰前后应给予患者高流量吸氧 3～5 分钟。

(2) 严格执行无菌操作,每次吸痰应更换吸痰管,更换吸痰用物 1～2 次。

(3) 吸痰时动作轻柔,旋转提拉吸痰管进行吸痰,每次吸痰时间不超过 15 秒,以免造成缺氧。

(4) 插管时关闭负压以免损伤呼吸道黏膜。

(5) 密切观察患者反应,如患者出现发绀、心率下降等缺氧症状,应立即停止吸痰。

(6) 吸痰后观察吸痰效果和 SpO_2 变化。

(7) 储液瓶内液体量应不超过 2/3,注意及时倾倒。

(8) 气管切口处应每日进行消毒,并更换切口纱布。

20. 备皮操作流程

1. 操作前准备

(1) 操作者准备:着装整洁,符合职业要求,仪表端庄。

（2）评估：患者病情、意识状态、生命体征、拟施手术、切口部位、手术区皮肤情况。

1）心理状态：患者的情绪与心理反应。

2）按合作程度，采取适当方式与患者进行有效沟通，告知患者做好准备。

（3）环境：安静整洁，室内温湿度适宜，必要时用屏风遮挡。

（4）护士：洗手，戴口罩。

（5）用物：治疗盘内放换药碗、镊子1把、弯盘、一次性备皮包、肥皂水、橡胶单、治疗巾、一次性手套、热水、毛巾、脸盆，必要时备剪刀、手电筒、棉签、黏胶剥离剂或清水、0.9%氯化钠溶液等。

2. 操作过程

（1）携用物至床旁核对，告知患者操作目的、注意事项，取得配合。

（2）用帷幔或屏风遮挡患者，根据手术部位取适宜体位，铺橡胶单及治疗巾。

（3）盆内倒热水，暴露手术备皮范围，戴手套，用热毛巾擦拭局部并涂擦肥皂液。

（4）一手绷紧皮肤，一手持备皮刀，分区剔净毛发，将剔除的毛发及时清理至弯盘内。

（5）用热水皂液擦拭局部，检查备皮部位毛发是否剔净，皮肤有无损伤。

（6）脐孔污垢和皮肤上的胶布痕迹可用棉签蘸黏胶剥离剂或清水清除，再用清水棉签洗净。

（7）盆内加热水，备皮范围内用热毛巾擦拭、洗净，再次检查局部皮肤。

（8）脱手套，整理用物及床单位，协助患者穿好衣服。

（9）再次核对患者及手术部位，指导患者保持局部清洁。

3. 操作后处理

（1）用物：依据《消毒技术规范》和《医疗废物管理条例》做相应处理。

（2）护士：洗手，记录，签名。

⚠ **注意事项**

（1）只处理手术部位毛发，避免手部接触备皮部位。

（2）建议先湿润手术部位的毛发以避免患者皮肤损伤。

㉑. 外科换药操作流程

1. 评估

（1）患者：自理能力、心理状态等。

（2）按合作程度，采取适当方式与患者进行有效沟通，告知患者做好准备。

2. 操作前准备

（1）环境：安静整洁，光线充足，温湿度适宜。

（2）护士：修剪指甲、洗手、戴口罩，必要时戴无菌手套。

（3）用物：治疗盘内放无菌换药碗2个、止血钳2把、0.9%氯化钠溶液棉球、75%乙醇棉球、敷料、胶布、绷带、橡胶单、治疗巾、黏胶剥离剂或清水、碘伏、伤口用药、弯盘、处置单，拆线剪（必要时）、压疮贴膜、屏风。

3. 操作过程

（1）携用物至床旁,核对。

（2）告知患者操作目的、注意事项,嘱患者及时反映自己的感觉及不适。

（3）用屏风遮挡,患者体位以舒适、便于操作为宜,铺橡胶单及治疗巾于伤口下。

（4）暴露伤口部位,揭开绷带或外层敷料,弃于弯盘内,近伤口的内层敷料用无菌镊取下。敷料与伤口粘连时应以 0.9％氯化钠溶液棉球浸湿后再取下,不可撕拽(揭开外层敷料时动作方向应与伤口纵向保持一致,以免伤口裂开)。

（5）观察伤口愈合情况,有无红肿热痛、分泌物、渗出物,必要时留取标本。

（6）以碘伏或 75％乙醇棉球擦拭伤口周围皮肤,再用无菌 0.9％氯化钠溶液棉球由内向外清洗伤口分泌物(污染伤口由外向内清洗)。

（7）视伤口情况进行擦拭、冲洗或剪去过度生长的肉芽组织等处理,酌情放置引流物。

（8）再用乙醇棉球擦净伤口周围皮肤后,用无菌敷料覆盖伤口,妥善固定。

（9）协助患者整理衣物,告知伤口情况,指导患者局部保持清洁。

（10）再次核对。

（11）根据病情协助患者取合适体位,整理床单位。

4. 操作后处理

（1）用物:依据《消毒技术规范》和《医疗废物管理条例》做相应处理。

（2）护士:洗手、记录。

⚠ **注意事项**

（1）严格遵守无菌外科技术,换药者如已接触伤口的绷带和敷料,不应再接触无菌换药碗。

（2）换药者应先为清洁伤口(如拆线等)换药,再为感染伤口换药,最后为严重感染的伤口换药。

22. 大量不保留灌肠操作流程

1. 准备

（1）操作者准备:着装符合要求,修剪指甲、洗手、戴口罩。

（2）患者准备:评估患者的病情、临床诊断、治疗情况、意识状态;生活自理能力、排便情况、肛门周围皮肤情况及清洁度、心理状态、合作程度。

（3）用物准备:

1)治疗车上层放灌肠溶液、水温计、量杯、一次性灌肠袋、弯盘、润滑剂、棉签、纱布、一次性尿垫、卫生纸、一次性手套、手消毒液。

常用灌肠溶液:0.1％～0.2％肥皂液、0.9％氯化钠溶液。

溶液用量:每次 500～1 000 ml(小儿 200～500 ml)。

溶液温度:39～41℃为宜(降温时用 28～32℃,中暑患者用 4℃的 0.9％氯化钠溶液)。

2)治疗车下层放便盆及便盆巾、医用垃圾桶、生活垃圾桶。

3）其他：输液架、屏风。

（4）环境准备：酌情关闭门窗，保持合适的室温，照明充足，遮挡患者。

2．核对解释

（1）备齐用物至床旁，请患者说出床号、姓名，护士复述床号、姓名，核对腕带信息；无法正常沟通者，双人核对腕带信息。

（2）向患者解释操作目的、方法、注意事项、配合要点并评估。

3．安置体位

（1）协助患者取左侧卧位，双膝屈曲，脱裤至膝部，臀部移至床沿，盖好盖被，暴露臀部。

（2）检查一次性无菌灌肠袋并打开，取出一次性治疗巾铺于患者臀下，臀边放弯盘。

4．备灌肠袋

（1）先关闭调节器，再将灌肠液倒入灌肠袋内。

（2）灌肠袋挂于输液架上，液面距肛门 40～60 cm。

5．润管排气　戴手套，润滑肛管前端，排净肛管内空气，关闭开关。

6．插管灌液

（1）一手分开臀部，显露肛门。

（2）嘱患者深呼吸，另一手持肛管轻轻插入直肠 7～10 cm，固定肛管。

（3）打开开关，使灌肠液缓缓流入。

7．注意观察

（1）观察灌肠袋内液面下降的速度。

（2）密切观察患者的反应：患者出现腹胀或有便意，嘱其张口深呼吸，转移患者注意力，放松腹部肌肉；降低灌肠袋高度使流速减慢或暂停片刻，减少灌注压，减轻腹压。

8．拔出肛管

（1）灌肠完毕，关闭开关。

（2）轻轻拔出肛管，弃于医疗垃圾桶内，擦净肛门、撤去一次性尿垫。

（3）脱手套，洗手。

9．告知患者

（1）协助患者体位舒适，协助患者穿裤。

（2）嘱患者尽量保留 5～10 分钟。

（3）再次核对患者。

10．整理记录

（1）患者排便后及时取出便盆，擦净肛门，注意观察粪便的性质、颜色和量，必要时留取标本送检。

（2）整理用物，按垃圾分类处理用物。

（3）整理床单位，开窗通风。

（4）洗手，记录：在体温单"大便"栏处记录灌肠结果。

⚠ **注意事项**

（1）准确掌握灌肠溶液的温度、浓度、流速、压力和溶液量。

（2）注意观察：当患者出现脉速、面色苍白、出冷汗、剧烈腹痛、心慌气急等症状时应立即停止灌肠，并与医生联系给予紧急处理。

23. 胃肠减压操作流程

1. 准备

（1）操作者准备：仪表大方，举止端庄，着装符合要求，修剪指甲、洗手、戴口罩。

（2）患者准备：评估病情、意识状态、合作程度，了解既往插管经历，向患者解释；评估有无活动义齿，鼻腔情况，包括鼻腔黏膜有无肿胀、炎症、鼻中隔偏曲、息肉等既往鼻部疾患。

（3）用物准备：

1）插管用物：治疗车、治疗碗、压舌板、镊子、胃管、50～100 ml 注射器、纱布、治疗巾、治疗盘、石蜡油球、棉签、胶布、别针、弯盘、听诊器、手电筒、温开水、水杯、一次性使用医用负压引流装置、一次性手套、开口器、舌钳（针对昏迷、不合作、牙关紧闭者）。

2）拔管用物：治疗盘内放 75% 乙醇、棉签、纱布、一次性手套。

（4）环境准备：安静整洁，光线适中。

2. 核对解释

（1）备齐用物至患者床旁，请患者说出床号、姓名，护士复述患者床号、姓名，核对腕带信息；无法正常沟通者，双人核对腕带信息。

（2）向患者解释操作目的、方法、配合要点并评估。

3. 安置体位 协助患者取仰卧位或半坐卧位（为昏迷患者插管时，取平卧位，撤去枕头，使其头向后仰），颌下铺治疗巾，将盛有胃管的弯盘置于颌旁治疗巾上。

4. 清洁鼻腔 尊重患者意愿，选择置管鼻腔，用棉签蘸温水清洁鼻腔。

5. 测长标记 戴手套，测量插入胃管的长度，做标记。

6. 润滑胃管 用液状石蜡润滑胃管前端 10～20 cm。

7. 插入胃管

（1）将胃管尾端放入弯盘中，右手持胃管前端缓慢插入至 14～16 cm 时，嘱患者做吞咽动作，随吞咽动作将胃管送下（若为昏迷患者插管，将患者头部托起，使下颌靠近胸骨柄）。

（2）插入过程中若患者出现恶心、呕吐，减慢插管速度，嘱患者深呼吸；若患者出现呛咳、呼吸困难、发绀时，立即拔出重新插管。

（3）将胃管插入至预定长度，夹闭胃管末端；嘱患者张口（昏迷患者使用开口器和压舌板），检查胃管是否盘在口中，若盘在口中，应拔出后重新留置。

8. 验管固定

（1）判断胃管是否在胃内：

一抽：将注射器与胃管末端连接，松开止血钳，能抽出胃液说明在胃内。

二看：将胃管末端置入温水中，松开止血钳，若有气泡逸出，说明在气管内，拔出后重新留置。

三听：将听诊器听筒置于剑突下，回抽注射器的活塞直至针筒中有 10 ml 空气，将注射器与胃管末端连接,松开止血钳,快速从胃管向胃内注入 10 ml 空气,听到气过水声,说明胃管在胃内。

(2)确定胃管在胃内后,夹闭胃管末端,固定胃管(一条胶布在鼻翼两侧交叉固定,另一条胶布在颊部固定)。

9. 接负压器

(1)取出一次性负压吸引器,关紧负压调节夹,打开排气孔盖,压缩球身使其呈负压状态,盖紧排气孔盖帽,确认无漏气。

(2)反折胃管末端,打开胃管盖帽,将一次性负压吸引器长管末端与胃管末端相连,用别针固定负压器于枕边床单上,打开调节夹开始引流,观察负压引流是否通畅。

10. 告知指导 指导患者胃肠减压期间禁食、禁饮,停用口服药,口干时可用清水或温盐水漱口以保持口腔清洁,翻身或活动时防止导管扭曲、连接处脱落,不可自行调节负压等。

11. 整理记录

(1)将用物置于治疗车下层,脱手套。

(2)管路标识:标识"胃管"和留置日期,粘贴于胃管末端,观察胃内容物的颜色、性状及量。

(3)再次核对患者的床号、姓名。

(4)协助患者取舒适体位,整理床单位。

(5)洗手,记录执行时间并签名。

12. 换负压器

(1)核对、解释并取得合作。

(2)观察引流液颜色、性质、量。

(3)铺治疗巾、置弯盘,关调节夹。

(4)戴手套,一手反折胃管末端,另一手持旧负压器长管接头,轻轻扭动旋转使之分离,取已备好的新负压器,将其长管与胃管紧密连接。

(5)开调节夹,负压吸引。

(6)将污负压器置医疗废物桶内,整理记录。

13. 拔管

(1)携拔管用物至患者床旁,核对解释。

(2)戴手套,将负压引流器与胃管分离,将胃管末端夹紧。

(3)将治疗巾、弯盘置于患者颌下,揭去固定的胶布。

(4)用纱布包裹近端鼻孔处的胃管,嘱患者深呼吸,呼气时拔管,边拔边用纱布擦胃管,拔到咽喉处时迅速拔出,以免液体滴入气管,拔管后协助患者漱口。

(5)清洁患者口、鼻、面部,协助漱口,擦净胶布痕迹,协助患者取舒适体位。

(6)清理所有用物,整理床单位。

(7)观察反应,再次核对,告知注意事项。

(8)洗手,记录(拔管时间、患者反应等)。

⚠ 注意事项

（1）妥善固定胃肠减压装置,防止变换体位时加重对咽部的刺激以及受压,脱出影响减压效果。

（2）观察引流的颜色、性质、量,并记录24小时引流量。

（3）留置胃肠减压期间应加强患者口腔护理。

（4）胃肠减压期间,注意观察水电解质及胃肠功能恢复情况。

24. 膀胱冲洗操作流程

1. 准备

（1）操作者准备:衣帽整齐,头发无散乱,指甲适度。七步洗手法。戴口罩。

（2）评估:意识状态,合作程度,生活自理能力,膀胱充盈度,尿液性质及自理程度。

（3）用物准备:输液架;治疗车上层放治疗盘、三腔尿管用一次性膀胱冲洗器、两腔尿管用一次性输液器、垫巾、无菌纱布、手消毒剂、执行单;治疗车下层放生活垃圾桶、医疗垃圾桶、锐器桶。

（4）环境准备:关闭门窗,室温适宜。遮挡患者。

2. 安置体位

（1）护士携用物推车至患者床旁,核对患者床头卡,请患者说出床号,姓名,核对患者信息。

（2）站于患者右侧,协助患者平卧,松开裤带,暴露导尿管,洗手。

3. 备冲洗液

（1）二次核对患者信息。根据医嘱核对冲洗液后,拉开冲洗液瓶口保护套,消毒,连接一次性膀胱冲洗器。

（2）将膀胱冲洗液悬挂在输液架上,排气。

4. 连接管路

（1）将垫巾垫于尿管的接头处。夹闭尿管。

（2）若用三腔尿管:三腔接头下放无菌纱布。用碘伏环形消毒冲洗口末端的横切面及外壁。将冲洗管路和冲洗管末端正确连接。

（3）若用双腔尿管:用碘伏环形消毒双腔尿管、尿液引流管的尾端及集尿袋引流管上段5cm处。输液器穿刺针进针部位在引尿接口的开口端1/2的下部,用胶布固定针翼。针尖不可到达气囊管的位置。

5. 正确冲洗

（1）夹闭集尿袋,打开尿管开关。

（2）冲洗液面距床面约60cm。打开一次性膀胱冲洗器调节器,根据医嘱(或根据患者耐受情况)调节冲洗速度,每分钟60～80滴,温度38～40℃。

（3）冲洗过程需要观察引流是否通畅和患者的反应,如患者感觉不适应,减缓冲洗速度及剂量,必要时停止冲洗,若患者感到剧痛或引流液中有鲜血时应停止冲洗并立即通知医生处理。

6. 冲洗结束

（1）冲洗液滴完，关闭输液器调节器，同时夹闭尿管，指导患者尽量憋尿30分钟。

（2）断开冲洗接头（或输液器针头）与引流处连接。

（3）打开尿管开关，排出冲洗液，观察引流情况。

7. 整理记录

（1）核对患者信息。

（2）整理床单位，协助患者取舒适卧位。

（3）整理用物，按垃圾分类处理。

（4）卫生手消毒。

⚠ **注意事项**

（1）膀胱冲洗应严格执行无菌操作技术。

（2）密闭式冲洗瓶内液面距床面约60 cm，滴速一般为60～80滴/分。

（3）冲洗过程中，患者出现不适或出血情况，应立即停止冲洗。

25. 留置导尿（女性）操作流程

1. 准备

（1）操作者准备：衣帽整齐，头发无散乱，指甲适度。用七步洗手法洗手。戴口罩。

（2）评估：意识状态，合作程度，生活自理能力，膀胱充盈度，会阴皮肤黏膜情况和清洁度。嘱患者清洁外阴。

（3）用物准备：治疗车上层放一次性无菌导尿包、一次性尿垫、手消毒剂、尿管标识、执行单；治疗车下层放生活垃圾桶、医疗垃圾桶。

（4）环境准备：关闭门窗，室温适宜。遮挡患者。

2. 安置体位

（1）护士携用物推车至床旁，核对患者床头卡，请患者说出床号、姓名，核对患者信息。

（2）站于患者右侧，松开被尾，协助患者屈膝仰卧，脱下对侧裤腿盖在近侧，两腿分开，对侧盖好被子。臀下铺一次性尿垫。卫生手消毒。

3. 开包初消毒

（1）打开一次性无菌导尿包的塑料外包装置于床尾，初消毒包放在患者两腿间尿垫上。导尿用物包放在治疗车上。

（2）打开0.5%碘伏消毒液棉球包装袋，将棉球倒入弯盘内，碘伏消毒液棉球包装袋放于弯盘前近患者会阴侧，避免碘伏消毒液棉球包装袋接触患者。左手戴手套，右手每次用镊子夹取1个0.5%碘伏棉球。顺序依次是：阴阜（横向擦洗，自上而下）、对侧大腿内上1/3、近侧大腿内上1/3、纵向擦对侧大阴唇、近侧大阴唇、左手垫纱布分开大阴唇依次擦洗：对侧小阴唇、近侧小阴唇、阴道口，最后尿道口。摘掉手套，将污棉球置于床尾包装内。

4．铺盘铺洞巾

（1）卫生手消毒，将导尿用物包放于患者两腿之间的包布上，打开导尿用物包，方向为先上后下，先对侧后近侧。

（2）戴无菌手套，拿起洞巾，双手拇指和食指捏起孔巾两角，打开后顺势反折包住手，洞巾孔对准尿道口铺洞巾。

5．整理再消毒

（1）撕开尿管包装的尾端，用镊子持尿管末端将尿管放入弯盘的凹槽内（不要接触尿管气囊）。用注射器向尿管气囊内注入 10 ml 液体，观察气囊无漏液后，抽尽液体，将注射器置于托盘内。取下集尿袋连接管的保护帽置于无菌区右下角，与尿管末端连接。打开润滑包装，用镊子夹取润滑纱布充分润滑尿管前端。

（2）打开 0.5％碘伏消毒液棉球包装袋，将棉球倒入弯盘内。纱布交叉折叠（呈人字形），左手垫纱布分开大小阴唇，充分暴露尿道口。右手每次用镊子夹取 1 个 0.5％碘伏棉球消毒，依次擦洗尿道口、对侧小阴唇、近侧小阴唇、尿道口。将污棉球置于床尾包装袋内。左手不离开。

6．插导尿管

（1）二次核对患者信息，嘱患者深呼吸。

（2）左手继续固定小阴唇，将托盘前移至近患者会阴侧，右手持另一把镊子夹住尿管前端，缓慢轻柔地将尿管插入 4～6 cm 至尿液流出，再插入 7～10 cm（确保气囊进入），松开固定小阴唇的手固定尿管，镊子置于无菌区右下角。

7．固定

（1）留置尿管：用注射器向气囊内缓慢注入 0.9％氯化钠溶液 10 ml，轻拉尿管确定有阻力。

（2）遵医嘱留取无菌尿标本：反折尿管末端，松开集尿袋连接管与尿管接口，打开无菌塑料标本瓶盖，使用无菌技术从采样口留取尿标本，接中段尿 5 ml。反折尿管末端，连接集尿袋，盖好无菌塑料标本瓶盖，置于托盘内。

8．整理记录

（1）将尿管、引流袋从洞巾孔洞处取出，放于两腿间，擦净外阴，撤出一次性尿垫。用黑色记号笔在标识上注明"尿管"及留置日期并粘贴于尿管末端。

（2）脱手套。将一次性集尿袋从患者腿下穿过，挂于床下挂钩上，或用安全别针将集尿袋固定于床边，位置低于耻骨联合处，留出足够的长度，便于翻身。松开集尿袋连接管前端，观察尿液流出情况及颜色、性状、量。进行正确的健康宣教。

（3）核对患者的床号、姓名，协助其穿衣，取舒适体位，整理床单位。

（4）处理用物。

（5）卫生手消毒，书写护理记录单。

⚠ **注意事项**

（1）**保持引流通畅：**引流管应放置妥当，避免扭曲、受压、堵塞等造成引流不畅。

（2）**防止逆行感染：**保持尿道口清洁、干燥，每日用消毒液棉球消毒尿道口和外阴

1~2次,每日更换引流管及集尿袋,每周更换导尿管一次;及时放出集尿袋内尿液并记录,倾倒时不可将引流管末段抬高(须低于耻骨联合)。

(3)防止导尿管脱落:患者离床活动时,导尿管和集尿袋应妥善安置。

(4)健康教育:

1)向患者及家属解释留置导尿管的目的和护理方法,使其认识到预防泌尿系统感染的重要性。

2)鼓励患者勤翻身、多饮水,避免感染与结石,发现尿液浑浊、结晶或有沉淀时,及时送检并进行膀胱冲洗。

(5)训练膀胱反射功能,教会患者和家属在拔管前采用间歇性引流方式(每3~4小时松开一次导尿管),使膀胱定时充盈排空,促使膀胱功能恢复。

26. 留置导尿（男性）操作流程

1. 准备

(1)操作者准备:衣帽整齐,头发无散乱,指甲适度。七步洗手法。戴口罩。

(2)评估:患者意识状态,合作程度,生活自理能力,膀胱充盈度,会阴皮肤黏膜情况和清洁度。嘱患者清洁外阴。

(3)用物准备:治疗车上层放一次性无菌导尿包、一次性尿垫、手消毒剂、尿管标识、执行单;治疗车下层放生活垃圾桶、医疗垃圾桶。

(4)环境准备:关闭门窗,室温适宜。遮挡患者。

2. 安置体位

(1)护士携用物推车至床旁,核对患者床头卡,请患者说出床号、姓名,核对患者信息。

(2)站于患者右侧,松开被尾,协助患者仰卧,脱下对侧裤腿盖在近侧,两腿分开,对侧盖好被子。臀下铺一次性尿垫。卫生手消毒。

3. 开包初消毒

(1)打开一次性无菌导尿包的塑料外包装置于床尾,初消毒包放在患者两腿间尿垫上。导尿用物包放在治疗车上。

(2)打开0.5%碘伏消毒液棉球包装袋,将棉球倒入弯盘内,碘伏消毒液棉球包装袋放于弯盘前近患者会阴侧,避免碘伏消毒液棉球包装袋接触患者。左手戴手套,右手每次用镊子夹取1个0.5%碘伏棉球。消毒顺序依次是:阴阜至阴茎上、对侧大腿内上1/3、近侧大腿内上1/3,左手垫纱布握持患者阴茎,对侧阴茎下至阴囊、中间阴茎下至阴囊、近侧阴茎下至阴囊,自尿道口起做单一方向由内往外环形消毒阴茎头至冠状沟,消毒3遍。摘掉手套,将污棉球置于床尾包装内。

4. 铺盘铺洞巾

(1)卫生手消毒,将导尿用物包放于患者两腿之间的包布上,打开导尿用物包,方向为先上后下,先对侧后近侧。

(2)戴无菌手套,拿起洞巾,双手拇指和食指捏起孔巾两角,打开后顺势反折包住手,洞巾孔对准尿道口铺洞巾。

5. 整理再消毒

(1) 撕开尿管包装的尾端,用镊子持尿管末端将尿管放入弯盘的凹槽内(不要接触尿管气囊)。用注射器向尿管气囊内注入 10 ml 液体,观察气囊无漏液后,抽尽液体,将注射器置于托盘内。取下集尿袋连接管的保护帽置于无菌区右下角,与尿管末端连接。打开润滑包装,用镊子夹取润滑纱布充分润滑尿管前端 22 cm。

(2) 打开 0.5% 碘伏消毒液棉球包装袋,将棉球倒入弯盘内。左手用纱布包裹阴茎并提起,使之与腹壁呈 60°,将包皮向后推,暴露尿道口。右手每次用镊子夹取 1 个 0.5% 碘伏棉球消毒,自尿道口起做单一方向由内往外环形消毒阴茎头至冠状沟,消毒 3 遍。最后一块棉球擦洗尿道口,左手不松开。将污棉球置于床尾包装袋内。

6. 插导尿管

(1) 二次核对患者信息,嘱患者深呼吸。

(2) 左手继续向后推包皮,右手将托盘前移至近患者会阴侧,持另一把镊子夹住尿管前端,缓慢轻柔地将尿管插入 20～22 cm 至尿液流出,再插入 7～10 cm(确保气囊通过),镊子置于无菌区右下角。

7. 固定

(1) 留置尿管:用注射器向气囊内缓慢注入 0.9% 氯化钠溶液 10 ml,轻拉尿管确定有阻力。

(2) 遵医嘱留取无菌尿标本:反折尿管末端,松开集尿袋连接管与尿管接口,打开无菌塑料标本瓶盖,使用无菌技术从采样口留取尿标本,接中段尿 5 ml。反折尿管末端,连接集尿袋,盖好无菌塑料标本瓶盖,置于托盘内。

8. 整理记录

(1) 将尿管、引流袋从洞巾孔洞处取出,放于两腿间,擦净外阴,撤出一次性尿垫。用黑色记号笔在标识上注明"尿管"及留置日期并粘贴于尿管末端。

(2) 脱手套。将一次性集尿袋从患者腿下穿过,挂于床下挂钩上或用安全别针将集尿袋固定于床边,位置低于耻骨联合处,留出足够的长度,便于翻身。松开集尿袋连接管前端,观察尿液流出情况及颜色、性状、量。进行正确的健康宣教。

(3) 核对患者的床号、姓名,协助其穿衣,取舒适体位,整理床单位。

(4) 处理用物。

(5) 卫生手消毒,书写护理记录单。

⚠ 注意事项

(1) 保持引流通畅:引流管应放置妥当,避免扭曲、受压、堵塞等造成引流不畅。

(2) 防止逆行感染:保持尿道口清洁、干燥,每日用消毒液棉球消毒尿道口和外阴 1～2 次,每日更换引流管及集尿袋,每周更换导尿管一次;及时放出集尿袋内尿液并记录,倾倒时不可将引流管末段抬高(须低于耻骨联合):

(3) 防止导尿管脱落:患者离床活动时,导尿管和集尿袋应妥善安置。

(4) 健康教育:

1) 向患者及家属解释留置导尿管的目的和护理方法,使其认识到预防泌尿系统感染的重要性。

2）鼓励患者勤翻身、多饮水，避免感染与结石，发现尿液浑浊、结晶或有沉淀时，及时送检并进行膀胱冲洗。

（5）训练膀胱反射功能，教会患者和家属在拔管前采用间歇性引流方式（每 3～4 小时松开一次导尿管），使膀胱定时充盈排空，促使膀胱功能恢复。

27. 轮椅运送操作流程

1. 准备

（1）操作者准备：衣帽整洁，修剪指甲，洗手，戴口罩。

（2）患者准备：

1）了解轮椅使用的目的、注意事项及配合方法；穿好衣裤。

2）评估：患者的年龄、体重、病情、意识状态、损伤部位、自理能力、心理状态及配合度；伤口、导管情况及躯体活动度及是否存在意外损伤的可能。

（3）用物准备：轮椅（性能良好）、根据室外温度准备外衣或毛毯、夹子或别针，按需准备软枕。

（4）环境准备：地面整洁、平坦、通道宽敞，移开障碍物。

2. 核对解释：向患者及家属解释轮椅运送的目的、方法、注意事项及配合要点。

3. 固定轮椅

（1）推轮椅至床旁，将椅背与床尾平齐，面向床头。

（2）固定车闸，翻起脚踏板。

4. 协助上椅

（1）请患者双手置于护士肩上，护士双手环抱患者腰部，协助患者下床站立并移向轮椅。

（2）患者扶住轮椅扶手，转身坐入轮椅中。

（3）护士放下脚踏板，协助患者双脚置于其上。

（4）观察患者有无不适，检查各种管道；寒冷季节将毛毯上端围在患者颈部，用别针固定，两侧围裹患者双臂，用别针固定，余下部分围裹患者上身、下肢。

5. 运送

（1）嘱患者靠后坐稳，手扶把手，不能前倾或自行下轮椅。

（2）护士帮患者系好安全带，松闸，推送患者。

6. 协助下椅

（1）推轮椅至病床尾，将椅背与床尾平齐，面向床头。

（2）固定车闸，翻起脚踏板。

（3）协助患者站起（让患者双手放于护士肩上，护士扶住患者的腰部，最好用膝顶住患者的膝部）、转身、坐于床沿。

7. 协助卧位：帮患者脱去鞋及外衣，取舒适卧位并盖好被子。

8. 整理记录

（1）整理床单位。

（2）轮椅推回原处。

（3）记录。

⚠ **注意事项**

（1）推轮椅的速度要适中、平稳，下坡时速度要慢。

（2）推轮椅的过程要观察患者反应，如有不适及时处理。

（3）根据环境温度情况为患者做好保暖，防止受凉。

（4）若患者身上有各种导管，应将导管妥当，防止导管脱落、移位、扭曲等，确保引流通畅。

28. 助行器使用操作流程

1. 准备

（1）操作者准备：衣帽整洁，修剪指甲，洗手，戴口罩。

（2）患者准备：

1）身体无不适，穿长度适宜裤子，舒适跟脚的鞋子，了解助行器的目的、方法、注意事项及配合要点，愿意合作。

2）评估：患者的年龄、病情、意识状态、损伤部位、体重、自理能力、心理状态及配合度；患者伤口、躯体活动度和是否存在意外损伤的可能。

（3）用物准备：助行器性能完好，各螺丝无松动。

（4）环境准备：光线充足，地面干燥整洁、平坦，通道宽敞，移开障碍物。

2. 核对解释　询问患者姓名，查看床头卡、腕带，核对床号、姓名，再次向患者解释助行器使用目的及方法，取得患者配合。

3. 固定助行器

（1）打开助行器并将中间卡扣卡住，检查助行器下方 4 个脚垫是否完好无松动。

（2）根据患者身高调整助行器至合适高度。

4. 协助起身

（1）助行器放置患者健侧床旁正前方。

（2）检查患者伤口情况，将盖被三折于床尾。

（3）嘱患者利用双肘和健肢支撑，并逐步移向床沿。

（4）双手支撑上身坐起，健肢自然下垂。

5. 使用助行器

（1）健侧手支撑床面起立，患侧手握助行器扶柄。

（2）嘱患者手握扶柄，肘部略弯曲（约 $150°$），身体略前倾，嘱患者抬头、挺胸、收腹、目视前方。

（3）双手前移助行器约 20 cm，患肢先移，健肢随后，循序渐进。

6. 协助回病房

（1）患者推助行器至床边，健侧手按床沿，身体微屈，缓慢坐下。

（2）协助患者脱鞋并取舒适卧位。

7. 整理记录

（1）整理床单位。

（2）助行器放置原处。

（3）记录。

⚠ **注意事项**

（1）助行器开始不宜过度使用，需逐渐增加行走的活动量。

（2）使用助行器时患者应挺胸、抬头、目视前方，不宜太过前倾导致重心不稳而跌倒。

（3）患者手脚肌力减弱、不协调或手腕部不能承重时，不宜使用助行器。

（4）患者使用助行器时要有人在旁看护。

（5）行走过程中有任何不适及时告知医护人员。

29. 静脉输血操作流程

1. 准备

（1）操作者准备：衣帽整洁，修剪指甲，洗手，戴口罩。

（2）患者准备：

1）了解输血目的、方法、注意事项；签知情同意书；排空二便，取舒适卧位。

2）评估：患者病情、血型、输血史及过敏史、心理状态及配合程度、穿刺部位皮肤、肢体活动度及血管状况。

（3）用物准备：

1）治疗车上层放输液盘内备碘伏、棉签、输血器、等渗盐水、止血带、敷贴、一次性治疗巾、一次性手套、弯盘、治疗盘外备医嘱单、交叉配血单、输血卡、手消毒液。

2）治疗车下层放医用垃圾桶、生活垃圾桶、锐器盒；

3）其他：输液架，必要时备小夹板、绷带。

2. 核对解释

（1）两名护士认真核对交叉配血单、输血通知单及血袋标签各项内容（包括床号、姓名、住院号、血袋号、血型、交叉配备试验结果、血液种类和剂量、采血日期、有效期），核对无误后双方签名。

（2）向患者及家属解释静脉输血的目的及配合要点。

3. 输入液体

（1）认真检查等渗盐水的质量及有效期，开启瓶盖，常规消毒瓶塞；检查并开启输血器包装，将输血管及排气管针头插入消毒过的等渗盐水瓶塞，关闭调节器。

（2）再次向患者解释操作目的及配合要点，安慰、鼓励患者，取得患者的合作。

（3）按密闭式输液法进行静脉穿刺，输入少量 0.9% 氯化钠溶液。

4. 输入血液

（1）轻摇匀血袋内血液，打开并消毒血袋封口，将输血器针头从 0.9％氯化钠溶液瓶中拔出并插入血袋。

（2）调节滴速：开始速度缓慢，15 分钟内不超过 20 滴／分，无不良反应调节至 40～60 滴／分。

5. 核对记录

（1）再次进行"三查八对"。

（2）撤去治疗巾、止血带，脱下手套，协助患者取舒适体位，询问患者需要，告知注意事项，整理床单位并做好输血记录。

6. 续血

（1）前一袋血即将输完时，消毒 0.9％氯化钠溶液封口并插入该溶液。

（2）输入少量溶液后再连接血袋继续输血。

7. 冲管拔针

（1）常规消毒等渗盐水瓶塞，将针头从储血袋中拔出，然后插入 0.9％氯化钠溶液瓶中，直到将输血器内的血液全部输入体内再拔针。

（2）去除胶布，关闭调节器，用干棉签轻压穿刺点上方，快速拔出针头，充分按压至不出血。

8. 整理记录

（1）协助患者取舒适卧位，整理床单位。

（2）记录输血时间、种类、血型、血量、血袋号、有无输血反应。

⚠ 注意事项

（1）输入库存血必须认真检查库存血质量。

（2）血液自血库领出后应在 30 分钟内输注。

（3）严格执行查对制度和无菌技术操作，输血必须经两人查对无误后方可输入。

（4）在输血前后及输入两袋血之间都应输入少量的 0.9％氯化钠溶液，以防不良反应发生。

（5）血液内不能随意加入药物、高渗或低渗液体，以防血液变质。

（6）输血过程中加强巡视，密切观察患者有无不适，如有严重反应，应立即停止输血，通知医生，保留余血以备检查。

（7）输完的血袋应保留 24 小时，以备出现不良反应时检查和分析原因。

30. 阴道检查评估操作流程

1. 评估

（1）待产妇的孕产史，本次妊娠的情况，包括孕周、妊娠合并症和并发症、相关检查结果（血检、尿检、B 超等）、腹痛和阴道流血的情况。

（2）待产妇对阴道检查的认知程度和心理反应。

（3）环境舒适和隐蔽程度。

2. 准备

（1）操作者准备：着装规范整齐，洗手，用物推至待产妇旁边，遮挡，核对医嘱，查对，向待产妇解释检查的目的。

（2）物品准备：检查车、碘伏溶液、无菌棉球、镊子、弯盘、一次性垫巾、妇科检查包、无菌液状石蜡、无菌手套。

（3）待产妇准备：排空膀胱，操作者协助待产妇取截石位，暴露会阴。

3. 外阴消毒铺巾

（1）棉球蘸碘伏溶液消毒外阴，顺序为小阴唇、大阴唇、阴阜、大腿内上 1/3、会阴及肛门周围。

（2）打开妇科检查包，戴无菌手套、铺无菌孔巾，暴露外阴。

4. 阴道检查

（1）右手示指、中指涂润滑剂后轻轻通过阴道口沿后壁放入阴道，检查阴道通畅度和深度。

（2）触诊宫口位置、宫颈软硬度、宫颈管消退的程度以及宫颈有无水肿。

（3）触诊宫口开大情况，示指先触到胎儿的先露部，然后由中心向外摸清宫颈的边缘，再沿边缘画圈并估计宫颈口开大的程度（以厘米为单位），如已触摸不到宫颈边缘表明宫口已开全。

（4）触诊时摸清胎儿颅缝和囟门的位置可以确定先露部的方位，再以先露部骨质最低点与坐骨棘平面的关系来确定先露部的高低、与骨盆的适应度、是否存在脐带先露或脱垂以及胎膜的完整性。

5. 整理与记录

（1）轻轻抽出阴道内的示、中两指，擦净阴道口周围，脱去手套，洗手。

（2）为待产妇穿上裤子，摆好舒适的体位，整理床铺。

（3）记录阴道检查结果。

⚠ **注意事项**

（1）在检查的过程中，指导待产妇放松，配合检查。

（2）自然临产的孕妇，潜伏期每 4 小时进行 1 次阴道检查，活跃期每 2 小时进行 1 次阴道检查，注意无菌操作。

（3）产程中应避免不必要的阴道检查，如果孕妇出现会阴膨隆、阴道血性分泌物增多、主诉有排便感等可疑宫口快速开大的表现时，应立即行阴道检查评估产程进展情况。

31. 胎心监护操作流程

1. 准备

（1）操作者准备：着装符合要求，修剪指甲、洗手、戴口罩。

（2）孕妇准备：

1) 操作前排空膀胱。

2) 评估年龄,孕产次,孕周,心理状态,合作程度,孕前产检情况,宫缩情况。

(3) 用物准备:多普勒胎心听诊仪、腹带、表、耦合剂、消毒液、卫生纸、笔、纸。

(4) 环境准备:安静、隐蔽,保持合适的室温,照明充足,设置屏风遮挡。

2. 核对解释

(1) 备齐用物至床旁,核对孕妇信息。

(2) 解释检查目的及操作注意事项,取得配合。

3. 安置体位

(1) 护士站孕妇右侧。

(2) 协助孕妇上床,指导孕妇取平卧位,充分暴露腹部。

4. 确定听诊部位

(1) 用腹部四步触诊法判断胎背的位置,胎心音多在靠近胎头处的孕妇腹壁听得最清楚。

(2) 枕先露在脐下方左或右侧。

(3) 臀先露在脐上方左侧或右侧。

(4) 肩先露在脐部下方。

5. 胎心听诊

(1) 接通电源,打开监护仪开关。

(2) 在胎心探头上涂少量耦合剂,用胎心探头找到胎心最强处,用腹带固定。放置宫缩感应探头于宫底下 3 横指处,用腹带固定。

(3) 将胎动按钮交予孕妇,嘱其自觉胎动时按动按钮,每胎动一次按钮一次,连续胎动为一次。

(4) 观察监护仪显示情况,打开走纸开关,监护 20 分钟后,根据胎心监护的情况决定是否需要延长监测。

(5) 监测结束后,关闭胎心监护仪,撤去探头,松解胎心监护带。

(6) 用卫生纸擦净孕妇腹部皮肤,协助孕妇穿好衣裤。

6. 观察告知

(1) 观察孕妇反应,询问孕妇感受。

(2) 告知孕妇本次听诊的结果,告知孕妇正常胎心音为 110~160 次/分。告诉孕妇自我监测胎动的方法及其重要性。

7. 整理记录

(1) 协助孕妇整理衣物。

(2) 整理用物,按垃圾分类处理用物。

(3) 整理床单位,开窗通风。

(4) 洗手,记录结果。

⚠ **注意事项**

(1) 提醒孕妇在记录期间保持平静。

（2）提醒孕妇避免空腹，以免饥饿引起胎心加快。

（3）操作前检查仪器是否正常。

32. 新生儿沐浴操作流程

1. 准备

（1）操作者准备：着装规范，七步洗手法洗手。

（2）用物准备：新生儿衣物、浴巾、小毛巾、浴盆、尿不湿 1 块、脐夹剪、棉签、0.02％碘伏溶液、75％乙醇、水温计、沐浴露、护臀霜。

2. 评估新生儿　健康足月新生儿。

3. 操作方法

（1）查看脐带有无红肿、渗血、渗液、异常气味。

（2）关门关窗，光线充足，调节室温至 25～28℃。

（3）核对产妇床号、姓名、住院号、新生儿姓名，解释并取得产妇配合。

（4）抱新生儿至沐浴室，核对产妇床号、姓名、住院号、新生儿手腕带、性别及信息卡。

（5）评估新生儿精神状态，触摸头部是否有血肿或异常血管搏动等，评估躯干和四肢是否有异常情况，检查脐部有无异常出血或分泌物等，检查全身皮肤情况是否良好。

（6）接流动水至浴盆中，水量以不超过浴盆高度 2/3 为宜，将水温计置于水中测量水温，水温控制在 38～42℃。

（7）脱去新生儿衣服，用浴巾包裹新生儿全身（保留尿布）。

（8）擦洗面部：操作者一手托住新生儿头颈部，另一只手用面巾由眼内眦向眼外眦轻轻地擦拭，更换面巾部位，同法清洗另一侧；再分别清洗两侧耳廓、外耳道，然后清洗脸（额部、鼻翼、面部、下颌）。

（9）擦洗头部：抱起新生儿，左手托住头颈部，左臂将新生儿躯干挟于腋下，拇指与中指分别将新生儿耳廓折向前方，轻轻按压堵住外耳道口，右手用水淋湿头发，再将洗发液涂于手上洗头、颈、耳后，然后用清水冲洗，并用浴巾擦干。

（10）清洗躯干：有两种方法清洗，一种为先俯后仰，另一种为先仰后俯。先俯后仰：护士左手握住新生儿的右肩部及腋窝处，让新生儿俯在护士左手掌根部和左前臂上，右手握住新生儿臀部放入水中，清洗顺序分别为后颈部、腋窝、手臂、背部、臀部、会阴部、腹股沟、双下肢，在清洗前颈部、胸腹部时左右手交替，仰卧在护士右手上。先仰后俯：护士左手握住新生儿的左肩部及腋窝处，让新生儿仰卧在护士左手掌根部和左前臂上，右手握住新生儿左大腿放入水中，清洗顺序为前颈部、腋窝、手臂胸腹部、会阴部、腹股沟、臀部、双下肢。在清洗后颈部、背部时左右手交替，俯在护士右手上。

（11）擦洗完毕，将新生儿放置在浴巾上，按以上步骤依次擦干，注意保暖。

（12）再次确认脐带部是否有异常出血（脐带夹处用脐夹剪剪开），使脐带暴露在空气中或用宽松的衣服覆盖，保持脐带断端清洁、干燥。

（13）穿好尿不湿和衣服。

4. 操作后　再次核对新生儿信息，送至产妇床边，并与产妇核对。

⚠ **注意事项**

（1）遇头部血肿或难产分娩的新生儿，可观察 24 小时后再行沐浴，重症新生儿病情稳定后再沐浴。

（2）沐浴前 30 分钟不宜喂奶，以免反流发生呛咳。

（3）沐浴用物应单独清洁、消毒，做到一人一巾，每天更换衣物。

（4）严格区分沐浴前和沐浴后区域，有感染的新生儿应当最后处理，用物单独消毒，并使用专用沐浴池。

（5）操作者动作轻柔，严格遵守洗手制度，预防交叉感染。

（6）冲洗时耳部向前折叠，防止水溅入口、鼻、耳、眼内。

（7）若沐浴发现异常，应及时报告医生与产妇并记录。

33. 子宫复旧（单手按摩）操作流程

1. 准备

（1）护士准备：洗手、戴口罩、着装规范、解释操作意义及配合方法、注重患者保暖和隐私。

（2）患者准备：排空膀胱，对操作知情同意。

（3）用物准备：治疗车、治疗单、签字笔、橡胶中单、垫单、手消毒液、垃圾桶。

2. 核对　医嘱、患者信息。

3. 评估

（1）环境：温湿度适宜，安静整洁，光线适中。

（2）患者：阴道流血量、子宫硬度、宫底高度、膀胱充盈情况。

4. 体位

（1）操作者：站在患者右侧。

（2）患者：屈膝体位。

5. 铺单　臀下铺橡胶中单、一次性垫单。

6. 按摩

（1）操作者双手轻轻揉搓至温暖。

（2）右手置于子宫底部，向前托起宫底，拇指在子宫前壁，其余四指在子宫后壁(图 1-1)。

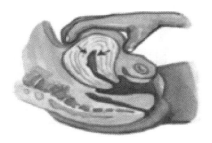

图 1-1　腹壁单手按摩子宫法

（3）按压频率每分钟为 25 次,按压持续时间为 30 分钟。

7. 观察

（1）倾听患者主诉。

（2）观察恶露情况。

8. 宣教

（1）介绍恶露的特点和持续时间。

（2）产后运动、饮食、哺乳。

9. 整理

（1）床单位。

（2）助患者取舒适体位。

（3）整理用物、分类处理。

10. 洗手、执行单签名。

11. 记录　在护理记录单上记录操作过程。

12. 巡视　定时巡视病房。

⚠ 注意事项

（1）产后定时按摩子宫是最快速简单的预防宫缩乏力性产后出血的方式,在进行产后子宫按摩时应注意力度、防止用力过猛,同时观察阴道排出的宫内淤积血块的形状和量。

（2）操作时间一般 20~30 分钟,可以借此时间段进行健康宣教。

34. 会阴擦洗操作流程

1. 准备

（1）护士准备:修剪指甲、洗手、戴口罩、服装规范、解释操作意义及配合方法、注重患者保暖和隐私。

（2）患者准备:排空膀胱,对操作知情同意。

（3）用物准备:治疗车、治疗单、签字笔、橡胶中单、垫单、0.5％碘伏溶液、手消毒液、垃圾桶。

2. 核对　医嘱、患者信息。

3. 评估

（1）环境:温湿度适宜、安静整洁,光线适中。

（2）患者:一般情况评估、会阴切口及产后恶露情况。

4. 体位

（1）操作者:站在患者两腿之间。

（2）患者:膀胱截石位。

5. 铺单　臀下铺橡胶中单、一次性垫单。

6. 擦洗

（1）戴一次性手套,将会阴擦洗盘放置床边。

(2) 一只手用长镊持药液棉球,另一只手持另一把长镊夹住棉球擦洗。

(3) 擦洗第 1 遍:阴阜→左侧大腿内上 1/3→右侧大腿内上 1/3→左侧大阴唇→右侧大阴唇→左侧小阴唇→右侧小阴唇→会阴→肛周(擦洗顺序由外向内,自上而下)。

(4) 擦洗第 2 遍:左侧小阴唇→右侧小阴唇→左侧大阴唇→右侧大阴唇→阴阜→左侧大腿内上 1/3→右侧大腿内上 1/3→会阴→肛周(擦洗顺序由内向外,自上而下)。

(5) 擦洗第 3 遍:同第 2 遍(每擦洗一个部位要更换一块药液棉球)。

(6) 用干纱布拭干(顺序由内向外)。

7. 观察

(1) 倾听患者主诉。

(2) 观察伤口情况。

(3) 观察恶露情况。

8. 整理

(1) 撤去一次性垫单、分类处理、整理床单位。

(2) 助患者穿好衣裤,为患者更换会阴垫,取舒适体位。

(3) 洗手、执行单签名。

9. 宣教

(1) 指导自我会阴清洁的方法。

(2) 告知会阴切开为避免恶露浸润伤口,取健侧卧位。

(3) 指导产后运动、饮食、哺乳。

10. 记录　在护理记录单上记录操作过程、有无不适。

11. 巡视　定时巡视病房,按时监测生命体征,关注伤口、恶露情况。

⚠ **注意事项**

(1) 如有会阴伤口,应以伤口为中心向外擦洗,按顺序擦洗,不留空隙,注意无菌操作,每次消毒范围不超出前一次范围。

(2) 如有留置尿管,擦洗时应注意导尿管是否通畅、避免打结或脱落,擦洗完毕,妥善固定导尿管。

(3) 如病床不是多功能折叠病床,操作者可站在患者右侧。

35. 光疗箱使用操作流程

1. 准备

(1) 操作者准备:着装规范、洗手。

(2) 评估:向患儿家长做好解释工作,了解患儿血清胆红素数值、黄染程度、体温、出入量等。

(3) 用物准备:光疗箱、蒸馏水、黑色眼罩。

(4) 核对医嘱。

2．检查光疗箱性能

（1）插电源，开光照灯。

（2）检查蓝光管及温度，显示完好。

3．加水　水箱内加蒸馏水至 2/3。

4．设置温度、预热　根据患儿体重设定光疗箱温度。

5．患儿准备

（1）核对患儿姓名、床号。

（2）剪指甲，测体温、体重并记录，戴保护眼罩，裸露、清洁皮肤，尿布遮盖会阴部。

6．入箱光照治疗

（1）将患儿置入蓝光箱，取舒适体位，关好箱门。

（2）灯管距离皮肤 33～50 cm。

（3）记录入箱时间及灯光使用时间。

7．记录与观察

（1）观察患儿精神反应、生命体征、皮肤、四肢张力及黄疸进展程度并记录。

（2）患儿出现烦躁不安、皮肤呈花斑纹状、高热、惊厥等情况，及时报告医师。

（3）观察患儿大小便次数及性质，供给足够的热量及水分。

8．停光疗及整理

（1）关光疗灯，患儿出光疗箱，摘除眼罩，测体重，衣着整齐舒适。

（2）切断电源。

（3）登记出箱时间及灯管累计照射时间。

（4）清除水槽中污水、消毒光疗箱。

⚠ **注意事项**

（1）使用中注意观察光疗箱各仪表显示是否正常，出现报警及时处理；散热口严禁遮盖。

（2）患儿光疗期间，随时观察眼罩、尿布有无脱落，注意皮肤有无破损。

（3）注意患儿沐浴后不要抹爽身粉，以免降低光疗效果。

（4）保持灯管及放射板的清洁，灯管使用有效时间为 1 000 小时。

（5）单面光疗应每 2 小时翻身一次。

（6）每 2～4 小时测体温一次，体温高于 38.5℃停止光疗。

36. 头皮静脉输液操作流程

1．准备

（1）操作者准备：着装规范、洗手、戴口罩。

（2）评估：向患儿家长做好解释工作，评估患儿状况、评估患儿头皮静脉血管情况。

（3）用物准备：治疗盘、输液器、液体及药物、头皮针、消毒液、棉签、弯盘、胶布、治疗巾，根据需要备剃刀，肥皂、纱布、固定物。

2. 核对检查

(1) 核对医嘱、输液卡和瓶贴,核对药液标签,即药名、浓度、剂量、有效期。

(2) 对光倒置检查药液质量,在药液标签旁倒贴瓶贴。

3. 准备药液

(1) 拉环启瓶盖,消毒瓶塞,待干。

(2) 遵医嘱加入药液。

(3) 检查输液器包装、有效期与质量,打开输液器包装,取出输液器针头,将输液器针头插入瓶塞至根部,输液器袋套在药瓶上。

4. 核对解释　备齐用物携至患儿床旁,核对床号及姓名,解释输液目的并取得患儿家长合作。

5. 患儿准备　协助患儿取舒适卧位,放小枕头;选择头皮静脉,评估穿刺部位,剃去周围毛发。

6. 排气

(1) 洗手或手消毒,准备输液贴,再次核对输液卡,挂输液瓶于输液架上。

(2) 一次性排净输液管内空气,调节器阻断液体,将输液管末端放入输液器包装袋内,置于治疗盘中。

7. 皮肤消毒　75%乙醇或安尔碘两次消毒穿刺部位的皮肤,消毒范围大于 5 cm,待干。

8. 静脉穿刺

(1) 检查输液管下端有无气泡,确定无气泡后排出少许液体(排液入弯盘),取下护针帽。

(2) 再次查对,穿刺(左手拇指、示指分别固定静脉两端,右手持针沿静脉向心方向与皮肤呈 15°～20°刺入皮肤,沿血管平行刺入)。

(3) 推进回血无肿胀及发白,打开开关,固定。

9. 调节滴速　调节滴速,再次核对,签字并交代患儿家长注意事项。

10. 整理

(1) 整理患儿衣被;取安全、相对舒适体位。

(2) 整理用物,洗手;记录输液卡,并将其悬挂于输液架上,处理用物。

(3) 向家属或年长儿交代注意事项,根据情况进行健康教育。

⚠ **注意事项**

(1) 注意区分头皮动静脉。

(2) 注意观察输液是否通畅,局部是否肿胀,针头有无移动和脱出,特别是输注刺激性较强的药物时,应密切观察。

(3) 头皮针和输液管的固定应牢固,防止头皮针移动脱落。

37. 暖箱使用操作流程

1. 准备

(1) 操作者准备：着装规范、洗手。

(2) 评估：向患儿家长做好解释工作，了解患儿胎龄、日龄、出生体重、病情、生命体征。

(3) 用物准备：暖箱、蒸馏水、胶布、婴儿上衣、床单及被褥。

2. 入箱

(1) 准备暖箱，检查暖箱性能，保证安全。清洁备用暖箱，铺好箱内婴儿床。

(2) 按暖箱说明加入蒸馏水，接通电源，使湿度在 55%～65%。

(3) 根据患儿体重设定暖箱温度，预热。

(4) 核对患儿的姓名、床号，称体重并记录。为患儿更换上衣，穿好纸尿裤。

(5) 将患儿置于暖箱，取舒适位，准备胶布，固定体温探头于剑突下，固定各种管路，轻轻关闭箱门。

(6) 观察患儿面色、呼吸、心率、体温、皮肤情况并记录。

(7) 根据体温变化调节暖箱温度，使用过程中注意保持体温在 36～37℃，各种操作集中进行。

3. 出箱记录

(1) 核对患儿，准备好婴儿床，取下体温探头，检查皮肤，将患儿抱出暖箱，妥善安置。

(2) 整理用物，对暖箱进行终末处理。

(4) 洗手，记录，签字。

⚠ **注意事项**

(1) 保持暖箱清洁，每日用消毒液擦拭暖箱外侧，清水擦拭暖箱内侧。使用中的暖箱，应每周彻底消毒一次，并将患儿更换至新暖箱中。使用过程中定期进行细菌学监测。

(2) 暖箱水槽内蒸馏水每日更换一次，每周消毒水槽一次。

(3) 使用中注意观察暖箱各仪表、报警等，确保暖箱正常运行。

38. 新生儿鼻导管、头罩给氧操作流程

1. 准备

(1) 操作者准备：着装规范，洗手。

(2) 评估：患儿病情、呼吸频率及形态、血氧饱和度情况、缺氧程度、鼻腔黏膜情况，呼吸道是否通畅。

(3) 用物准备：鼻导管、头罩、吸氧管、氧气流量表、湿化瓶、中心供氧装置。

2. 给氧

(1) 核对患儿、医嘱(吸氧方式、氧流量或浓度)。

（2）清洁患儿鼻腔,保持呼吸道通畅。

（3）将灭菌注射用水注入湿化瓶 $1/2\sim2/3$,流量表连接至中心供氧。

（4）连接鼻导管或头罩,根据医嘱调节氧流量,检查是否通畅、有无漏气。

（5）将鼻导管置于患儿鼻腔内或头罩罩住患儿头部。

（6）评估患儿面色、血氧饱和度,生命体征,评估缺氧的纠正情况。

3. 整理

（1）整理床单位。

（2）洗手,记录。

⚠ 注意事项

（1）更换湿化瓶:每日更换湿化瓶及注射用水,待湿化液低于水位线时及时更换。

（2）氧浓度调节原则:氧疗中应密切监测吸入氧浓度(FiO_2)、氧分压(PaO_2)、经皮血氧饱和度($TcSO_2$),原则上以最低的氧浓度维持 PaO_2 $50\sim80\,mmHg$,$TcSO_2$ $90\%\sim95\%$,以减少氧中毒的发生。

39. 物理降温操作流程

1. 准备

（1）操作者准备:着装符合要求,修剪指甲、洗手、戴口罩。

（2）患儿准备:评估患儿的病情、临床诊断、治疗情况、意识状态;患儿生活自理能力、排便情况、肛门周围皮肤情况及清洁度;心理状态、合作程度。

（3）用物准备:

1）治疗车上层放盆、温水($32\sim35℃$)、水温表、软毛巾（2 条）、冰袋（7 个）、中单（1 条）、毛巾被（1 条）、计时器。

2）治疗车下层放医用垃圾桶、生活垃圾桶。

（4）环境准备:关闭门窗,室内温度维持在 27℃。

2. 核对解释

（1）备齐用物至床旁,请患儿或家属说出床号、姓名,护士复述床号、姓名,核对腕带信息;无法正常沟通者,双人核对腕带信息。

（2）向患儿或家属解释操作目的、方法、注意事项、配合要点并评估。

3. 安置体位　先仰卧后俯卧,温柔褪去患儿衣物(保留尿不湿或内裤,保留袜子),暴露皮肤。

4. 体前侧降温

（1）纱布包住冰袋后置于以下部位:额头、两侧脖颈、两侧腋下、两侧腹股沟。

（2）毛巾拧至不滴水后从上向下轻拍降温(避免触碰胸腹部)。

5. 体后侧降温

（1）纱布包住冰袋后置于以下部位:两侧脖颈、两侧腋下。

（2）毛巾拧至不滴水后从上向下轻拍降温。

6. 注意观察

(1) 降温过程中观察水的温度(32～35℃),避免水温过低导致患儿受凉。

(2) 密切观察患儿精神状态,如发生抽搐等情况及时上报医生。

7. 告知患儿或家属

(1) 协助患儿体位舒适,协助患儿穿裤。

(2) 嘱家属患儿30分钟后复测体温。

8. 整理记录

(1) 整理用物,按垃圾分类处理用物。

(2) 整理床单位,适当开窗通风。

(3) 洗手,记录,在体温单中记录降温结果。

⚠ **注意事项**

(1) 降温时避开腹部及脚心。

(2) 同一部位的降温时间控制在15分钟以内。

40. 新生儿臀部护理操作流程

1. 准备

(1) 操作者准备:着装规范、洗手。

(2) 评估:新生儿身体状况有无禁忌证;皮肤状况;环境温度适宜、清洁、安全。

(3) 用物准备:专用沐浴盆、婴儿尿布或一次性尿裤、清洁婴儿衣、毛巾、护理盘(护理膏、婴儿润肤油)、手消毒液、污物桶。

(4) 告知家属臀部护理的目的和方法。

(5) 核对产妇的手腕带、新生儿手腕带。

2. 臀部护理

(1) 抱新生儿至婴儿床。

(2) 解开睡袋。

(3) 核对新生儿信息,解开尿布观察新生儿大、小便。

(4) 评估臀部皮肤情况(Ⅰ度:皮肤红,未破溃;Ⅱ度:表皮破损;Ⅲ度:表皮破损面积较大,伴有渗血)。

(5) 提起新生儿双足。

(6) 尿布洁净端由上向下擦净会阴及臀部。

(7) 用棉签由上向下涂护臀膏。

(8) 穿清洁尿布裤。

(9) 核对新生儿手腕带。

3. 整理

(1) 处理用物洗手。

(2) 记录。

4. 评价

（1）认真核对胸牌、手腕带和性别。

（2）动作轻柔，暴露时间短。

（3）臀部护理规范。

⚠ **注意事项**

（1）由上至下擦净会阴及臀部。

（2）操作过程中动作轻柔、敏捷，注意保暖。

（3）尿布松紧大小适宜。

41. **儿童颈外静脉穿刺操作流程**

1. 评估

（1）核对医嘱、患儿信息、根据医嘱正确地选择真空采血管。

（2）向患儿家属解释操作目的、方法，取得同意，协助患儿取舒适体位。

（3）评估患儿的身体状况及配合程度、颈部皮肤及血管条件。

2. 准备用物

（1）护士：衣帽整洁、洗手、戴口罩。

（2）患儿：排尿或更换纸尿裤。

（3）环境：室温适宜、保护患儿隐私。

（4）用物：治疗盘、碘伏、无菌棉签、采血针头、真空采血管、持针器、垫枕、治疗车、黑垃圾袋、黄垃圾袋、锐器盒、试管架。

3. 体位摆放

（1）携用物至患儿床旁，核对患儿信息。

（2）体位摆放：仰卧床边，头偏向一侧。垫枕垫于其肩下，家属双臂按住患儿躯干及上肢，一手扶头、一手扶肩，充分暴露颈外静脉。

4. 消毒穿刺

（1）定位：手指按压颈静脉三角处，阻断血流使静脉充盈。

（2）消毒：以穿刺点为中心 6～8 cm 消毒，待干，消毒 2 遍。

（3）连接：正确连接采血针与持针器，再次核对患儿姓名及采血管信息。

（4）穿刺：左手绷紧预穿刺点下方皮肤，右手持采血针呈 30°～40°沿颈外静脉按向心方向穿刺，针头斜面完全进入血管；见回血后，右手固定持针器，左手放松皮肤将真空采血管依次插入持针器内。

5. 拔针按压

（1）采血完毕后，左手用无菌棉签轻压穿刺处，同时右手快速拔出针头；嘱家属按压穿刺部位 5 分钟直至不出血为止，禁止揉搓。

（2）将采集好的真空采血管均匀颠倒 3 次，并垂直放入试管架。

（3）再次核对患儿信息及标本信息。

（4）观察穿刺部位有无出血，协助患儿取舒适体位，交代注意事项，正确宣教。

6. 整理核对　清理用物，洗手记录，通知送检。

⚠ 注意事项

（1）严格执行无菌操作，充分暴露穿刺部位。

（2）抽血过程中密切观察患儿状态，发现不适立即停止操作。

（3）采血顺序：血培养→无抗凝剂试管→有抗凝剂试管（有抗凝剂试管首先为凝血 4 项试管，后再为其他有抗凝剂试管）。

二、护理技能评分标准

1. 生命体征测量技术评分标准

生命体征测量技术评分标准见表1-1。

表1-1 生命体征测量技术评分标准

姓名:_____ 成绩:_____

项目总分	项目内容	技 术 要 求	分值	扣分
评估 (6分)	操作者仪表	着装规范,洗手	1	
	评估患者	患者病情、测量部位皮肤情况、合作程度、自理能力等	4	
	评估环境	环境清洁,光线充足,根据情况开窗、开灯	1	
操作前 准备 (4分)	核对	床号、姓名	1	
	用物	• 体温计、纸巾 • 血压计、听诊器 • 秒表、记录本	1 1 1	
操作步骤 (60分)	测量体温	• 擦腋下,叮嘱夹紧体温计 • 体温计位置放置正确 • 时间准确 • 数值读取正确	2 3 2 3	
	测量脉搏	• 测量部位、方法正确 • 测量时间准确(30秒×2),数值准确	5 5	
	测量呼吸	• 方法正确 • 时间准确,数值读取	5 5	
	测量血压	• 患者体位摆放正确(三点一线) • 袖带松紧适宜 • 听诊器放置正确 • 注气、放气平稳 • 重测时水银降至零点	3 3 3 3 3	
	整理	• 整理床单位,协助患者取舒适体位 • 整理用物,物品分类放置 • 洗手、记录	2 2 1	
	绘制	绘制体温单或录入护理信息系统	5	
	相关知识	熟悉相关知识	5	
综合评价 (30分)	操作效果	• 测量数据准确 • 记录正确	6 4	

(续表)

项目总分	项目内容	技 术 要 求	分值	扣分
	整体性	• 态度认真 • 有计划性,条理清晰 • 操作熟练,效率高,沟通良好	4 7 4	
	安全舒适	操作过程中有爱伤观念,患者感觉舒适	5	
总分			100	

完成时间:＿＿＿＿＿＿＿＿　　教师签字:＿＿＿＿＿＿＿＿　　日期:＿＿＿＿＿＿＿＿

2. 密闭式静脉输液技术评分标准

密闭式静脉输液技术评分标准见表1-2。

表1-2　密闭式静脉输液技术评分标准

姓名:＿＿＿＿＿＿＿＿＿　　　　成绩:＿＿＿＿＿＿＿＿＿

项目总分	项目内容	技 术 要 求	分值	扣分
素质要求 (6分)	报告内容	语言流畅,态度和蔼,面带微笑	2	
	仪表举止	仪表大方,举止端庄,轻盈矫健	2	
	服装服饰	服装鞋帽整洁,着装符合要求,发不过肩	2	
操作前准备(8分)	患者	评估患者状况,解释该项操作的相关事项,征得患者同意使之愿意合作	3	
	环境	评估环境:温湿度适宜,安静整洁,光线适中	1	
	用物	用物准备齐全,摆放合理美观	2	
	护士	修剪指甲、洗手(七步洗手法)、戴口罩	2	
操作步骤 (74分)	核对检查	(此步骤开始计时) • 核对医嘱、输液卡和瓶贴 • 核对药液标签,即药名、浓度、剂量、有效期 • 对光倒置检查药液质量 • 在药液标签旁倒贴瓶贴	1 2 2 2	
	准备药液	• 拉环开启瓶盖 • 棉签蘸消毒液消毒瓶塞至瓶颈 • 将药瓶置治疗车一侧,消毒液待干 • 检查输液器包装、有效期与质量,打开输液器包装,取出输液器针头 • 将输液器针头插入瓶塞至根部,输液器袋套在药瓶上	1 3 1 3 2	
	核对解释	• 备齐用物携至患者床旁,核对床尾卡及患者,解释输液目的并取得合作	4	
	初步排气	• 关闭调节器,旋紧头皮针连接处 • 将输液瓶挂于输液架上,展开输液管	2 1	

（续表）

项目总分	项目内容	技 术 要 求	分值	扣分
		• 先将茂菲滴管倒置,抬高滴管下输液管 • 打开调节器,使液体流入滴管内,当达到 1/2～2/3 满时,迅速倒转滴管,液体缓缓下降 • 待液体流入头皮针管内即可关闭调节器,检查输液管内无气泡,将输液管放置妥当(首次排气原则不滴出药液)	2 2 5	
	皮肤消毒	• 协助患者取舒适卧位,在穿刺静脉肢体下垫一次性治疗巾 • 选择粗直、弹性好、避开关节和静脉瓣的静脉 • 在穿刺点上方 6 cm 处扎止血带 • 松止血带,第一次消毒皮肤,直径大于 5 cm,备输液贴,扎止血带,第二次消毒	1 2 2 2	
	静脉穿刺	• 再次核对;取下护针帽,打开调节夹,再次排气至少量药液滴出(小于 2 滴) • 关闭调节器并检查针头及输液管内有无气泡 • 嘱患者握拳,一手在消毒区外绷紧皮肤、固定血管,一手持针柄,使针尖斜面向上并与皮肤成适合角度进针,见回血后再将针头沿血管方向潜行少许	2 2 8	
	固定针头	• 一手固定针柄,一手松开止血带,打开调节器,嘱患者松拳 • 待液体滴入通畅后用输液贴分别固定针柄、针梗和头皮针下端输液管	4 4	
	调节滴速	• 根据患者的年龄、病情和药物性质调节滴速,调节滴速至少用 15 秒 • 操作后核对患者,告知每分钟滴速及注意事项 • 安置患者于舒适体位,放置呼叫器于易取处	2 2 1	
	记录嘱咐	• 整理用物,洗手 • 记录输液卡,并将其悬挂于输液架上 • 每隔 15～30 分钟巡视病房一次 (此步骤计时结束)	1 1 1	
	拔针按压	• 洗手,核对解释,告知患者输液完毕需要拔针 • 揭去针柄与头皮针管处输液贴,轻压穿刺点上方,关闭调节器,迅速拔针 • 嘱患者按压片刻至无出血,并告知注意事项 • 洗手,记录输液停止时间	1 2 2 1	
操作后处理(4分)	患者	助患者体位舒适,询问需要;取下输液卡及输液瓶	1	
	用物	用物按规定处理,头皮针置于锐器盒内	2	
	护士	洗手、摘口罩	1	
综合评价	熟练程度	程序正确,动作规范,操作熟练	4	

（续表）

项目总分	项目内容	技 术 要 求	分值	扣分
（8分）	人文关怀	护患沟通有效,解释符合临床实际,操作过程体现人文关怀	4	
总分			100	

注:考核时间:8分钟,超时即停止,未完成部分记零分。

完成时间:_____　　　教师签字:_____　　　日期:_____

3. 静脉血标本采集技术评分标准

静脉血标本采集技术评分标准见表1-3。

表1-3　静脉血标本采集技术评分标准

姓名:_____　　　　　　成绩:_____

项目总分	项目内容	技 术 要 求	分值	扣分
评估 （10分）	核对医嘱	核对医嘱及检验申请单	2	
	评估患者	• 全身情况:病情、进食情况等 • 局部情况:注射部位皮肤及血管情况、肢体活动情况 • 心理方面:合作程度及有无恐惧、焦虑等 • 宣教:目的、要求、意义	2 2 1 1	
	评估环境	环境清洁,光线充足,根据情况开窗、开灯	2	
操作前准备（20分）	护士	着装整洁、洗手、戴口罩;熟悉血标本采集的知识与操作	5	
	用物	• 真空采血管或血培养瓶 • 治疗盘、止血带、消毒剂、棉签、一次性采血针、检验单、试管贴标签 • 评估用物质量	2 8 5	
操作步骤 （45分）		携用物至床旁,核对床号、姓名,向患者解释,取得合作	3	
		备采血针	2	
		选择静脉、垫小枕、常规消毒穿刺处皮肤	2	
		在静脉上方6cm处系止血带,嘱患者握拳再次消毒皮肤	3	
		进针见回血后,连接采血管,抽吸血液至所需量,松止血带、松拳	15	
		棉签按压穿刺点皮肤,拔针(先拔采血管再拔穿刺针)	4	
		将采血针放入锐器盒内,集中处理,其他用物分类处理	3	
		协助患者舒适体位,整理衣被;再次核对检验单、检验项目及血标本	3	
		在检验单上粘贴采血管条码,及时送检	5	
		洗手、摘口罩,健康宣教	5	
综合评价 （25分）		护士无菌观念强,一针见血,采集标本准确无误	10	

（续表）

项目总分	项目内容	技 术 要 求	分值	扣分
		能与患者有效沟通,患者满意,无皮下出血	10	
		口述:血标本采集顺序。全血标本、血清标本、血培养标本留取方法	5	
总分			100	

完成时间:＿＿＿＿＿＿　教师签字:＿＿＿＿＿＿　日期:＿＿＿＿＿＿

4. 叩背排痰评分标准

叩背排痰评分标准见表1-4。

表1-4　叩背排痰技术评分标准

姓名:＿＿＿＿＿＿　成绩:＿＿＿＿＿＿

项目总分	项目内容	技 术 要 求	分值	扣分
准备 (2分)	着装	服装、鞋帽整洁	1	
	举止	仪表、语言、态度	1	
评估 (8分)	核对	核对患者、做好解释工作	3	
	患者情况	患者意识状态、病情、用药、氧疗情况、活动能力、个人耐受力	2	
		患者皮肤情况、有无伤口、有无导管、有无骨折	2	
		患者是否能够有效沟通以及合作程度	1	
操作准备 (10分)	环境	● 环境整洁 ● 治疗盘、治疗车、操作台清洁	1 1	
	护士	护士洗手、戴口罩	3	
	用物	用物齐全(听诊器、纱布、弯盘、消毒剂)、准确	5	
操作过程 (60分)	核对	再次核对,携用物至床旁	4	
	解释	告知患者翻身叩背的目的及方法,取得患者合作	4	
	环境	安静、整洁,温度、湿度、光线适宜,关闭门窗,用屏风遮挡	5	
	患者	检查患者是否有伤口,是否有导管,应妥善固定导管	6	
	再次核对	再次核对患者信息	5	
	体位手法	患者取侧卧位,单层毛巾铺盖保护好胸廓部位,护士五指并拢,手掌握成空杯状,以手腕的力量,从肺部自下而上,由外向内,迅速而有节奏地叩击胸部和背部,频率为120~180次/分	10	
		叩击时避开肾区、乳房、心前区和脊柱,胸部从第6肋间隙、背部从第10肋间隙开始向上叩击至肩胛部	10	
	时间	时间以10~15分钟为宜	4	

(续表)

项目总分	项目内容	技术要求	分值	扣分
	指导工作	指导患者有效咳嗽、咳痰	6	
		咳痰后协助漱口,观察痰液情况,评估排痰效果	6	
操作后 (10分)		• 再次核对患者信息、协助患者清洁口腔、擦净面部正确 • 根据病情给予患者合适体位 • 整理床单位,清理用物 • 护士洗手、摘口罩 • 记录时间、签字	2 2 2 2 2	
评价 (10分)		• 操作规范,动作轻巧、安全、熟练 • 关爱患者、沟通能力强 • 患者感觉舒适,症状缓解	5 3 2	
总分			100	

完成时间:＿＿＿＿＿＿＿ 教师签字:＿＿＿＿＿＿＿ 日期:＿＿＿＿＿＿＿

5. 痰标本采集技术评分标准

痰标本采集技术评分标准见表1-5。

表1-5 痰标本采集技术评分标准

姓名:＿＿＿＿＿＿＿＿＿ 成绩:＿＿＿＿＿＿＿＿＿

项目总分	项目内容	技术要求	分值	扣分
准备 (10分)	着装	服装、鞋帽整洁	2	
	举止	仪表、语言、态度	4	
	核对	双人核对医嘱、检验单、采集条形码、药物准确	4	
评估 (10分)	核对	核对患者、做好解释工作	4	
	患者情况	患者口腔情况、意识状态、合作程度	6	
操作准备 (9分)	环境	• 环境整洁 • 治疗盘、治疗车、操作台清洁	1 1	
	护士	洗手、戴口罩	2	
	用物	用物齐全、准确	5	
操作过程 (50分)	核对解释	再次核对	3	
	环境	安静、整洁,温度、湿度、光线适宜	2	
	患者	患者体位适宜,指导有效排痰方法正确	5	
	痰标本采集	• 嘱患者用清水漱口 • 指导患者深呼吸数次后用力咳出气管深处的痰液,置于痰盒中,确保痰标本未被污染,保存正确 • 注明痰标本留取时间,并按要求送检	10 15 15	

（续表）

项目总分	项目内容	技 术 要 求	分值	扣分
操作后 （11分）		• 患者体位舒适 • 整理病床单位、用物处理正确 • 洗手、摘口罩、再次核对正确 • 记录、签名、送检痰标本及时	4 2 3 2	
评价 （10分）		• 动作轻巧、安全、无污染，关爱患者、沟通能力强 • 操作时间少于5分钟	5 5	
总分			100	

完成时间：_____ 教师签字：_____ 日期：_____

6. 动脉血标本采集技术评分标准

动脉血标本采集技术评分标准见表1-6。

表1-6 动脉血标本采集技术评分标准

姓名：_____ 成绩：_____

项目总分	项目内容	技 术 要 求	分值	扣分
准备 （10分）	着装	服装、鞋帽整洁	2	
	举止	仪表、语言、态度	4	
	核对	双人核对医嘱、检验单、采集条形码	4	
评估 （10分）	核对	核对患者、做好解释工作	4	
	患者情况	患者病情、意识状态、穿刺部位皮肤完整性、动脉搏动情况，以及患者合作程度	6	
操作准备 （9分）	环境	• 环境整洁 • 治疗盘、治疗车、操作台清洁	1 1	
	护士	洗手、戴口罩	2	
	用物	用物齐全、准确	5	
操作过程 （53分）	核对解释	再次核对	3	
	环境	安静、整洁，温度、湿度、光线适宜	2	
	患者	• 患者体位舒适 • 穿刺动脉位置选择合适 • 消毒皮肤方法、范围正确	2 3 3	
	动脉血标本采集	• 消毒操作者的示指和中指方法正确（戴无菌手套） • 消毒区域待干，再次核对 • 操作者左手示指、中指固定所选动脉搏动的最明显部位 • 右手持采血针在两指之间垂直或与动脉呈40°～45°，穿刺正确	4 4 4 8	

(续表)

项目总分	项目内容	技 术 要 求	分值	扣分
		• 穿刺成功,固定针头方法正确 • 取血方法正确、采血量准确 • 拔针、按压穿刺部位 5～10 分钟 • 针尖插入橡皮塞方法正确 • 血液和肝素及时混匀 • 再次核对、告知正确	2 2 8 4 2 2	
操作后 (8 分)		• 用物处理正确 • 洗手、摘口罩 • 记录、观察患者,听取主诉	4 2 2	
评价 (10 分)		• 动作轻巧、安全、无污染,关爱患者、沟通能力强 • 操作时间少于 15 分钟	5 5	
总分			100	

完成时间:＿＿＿＿＿＿＿＿ 教师签字:＿＿＿＿＿＿＿＿ 日期:＿＿＿＿＿＿＿＿

7. 氧气雾化吸入技术评分标准

氧气雾化吸入技术评分标准见表 1-7。

表 1-7 氧气雾化吸入技术评分标准

姓名:＿＿＿＿＿＿＿＿＿＿ 成绩:＿＿＿＿＿＿＿＿＿＿

项目总分	项目内容	技 术 要 求	分值	扣分
准备 (9 分)	着装	服装、鞋帽整洁	2	
	举止	仪表、语言、态度	4	
	核对	双人核对医嘱、药物准确	3	
评估 (10 分)	核对	核对患者,做好解释工作	4	
	患者情况	了解患者情况、配合程度、呼吸状态,指导患者呼吸方法	6	
操作准备 (17 分)	环境	• 环境整洁 • 治疗盘、治疗车、操作台清洁	1 1	
	护士	洗手、戴口罩	2	
	用物	用物齐全、准确,氧气雾化装置性能完好	4	
	抽取药液	• 铺无菌盘 • 抽吸药液方法正确 • 不浪费药液、无污染	3 4 2	
操作过程 (44 分)	核对解释	再次核对	3	
	环境	安静、整洁,温度、湿度、光线适宜,符合安全用氧要求	2	
	雾化吸入	• 患者体位舒适	2	

（续表）

项目总分	项目内容	技 术 要 求	分值	扣分
		● 安装、检查氧气装置正确,无漏气	4	
		● 雾化器与氧气装置连接正确	3	
		● 连接口含嘴或面罩适宜,方法正确,调节氧流量准确	5	
		● 指导患者手握雾化器	3	
		● 口含嘴或面罩放置位置正确	4	
		● 患者学会正确呼吸方法	6	
		● 雾量合适	4	
		● 每次雾化吸入时间适宜	4	
		● 观察患者	2	
		● 撤雾化器、关氧方法正确,一次性物品一人一物放置合理	2	
操作后 (10分)		● 清洁患者面部,给予患者舒适体位	4	
		● 用物处理正确	2	
		● 洗手、摘口罩、记录、签名	4	
评价 (10分)		● 动作轻巧、安全、无污染,关爱患者、沟通能力强	5	
		● 操作时间少于5分钟	5	
总分			100	

完成时间：＿＿＿＿＿＿　　教师签字：＿＿＿＿＿＿＿　　日期：＿＿＿＿＿＿＿

8. 血压测量技术评分标准

血压测量技术评分标准见表1-8。

表1-8　血压测量技术评分标准

姓名：＿＿＿＿＿＿＿　　　　　　成绩：＿＿＿＿＿＿＿

项目总分	项目内容	技 术 要 求	分值	扣分
素质要求 (6分)	报告内容	语言流畅,态度和蔼,面带微笑	2	
	仪表举止	仪表大方,举止端庄,轻盈矫健	2	
	服装服饰	服装鞋帽整洁,着装符合要求,发不过肩	2	
操作前准备(10分)	患者	评估患者状况,解释该项操作的相关事项,征得患者同意使之愿意合作	3	
	环境	评估环境:温湿度适宜,安静整洁,光线适中	2	
	用物	用物准备齐全,功能完好,摆放合理美观	3	
	护士	修剪指甲、洗手(七步洗手法)、戴口罩	2	
操作步骤 (58分)	核对解释	备齐用物携至患者床旁,核对床尾卡及患者,解释测血压目的并取得合作,确认无影响测量值的因素	4	
	安置体位	患者体位合适、舒适、安全,注意保暖	2	

（续表）

项目总分	项目内容	技 术 要 求	分值	扣分
	测量血压	• 协助患者脱衣袖、露出测量部位正确 • 打开血压计及水银槽开关正确 • 缠绕袖带部位、方法正确，松紧适宜 • 左手示指、中指在肘窝内触及肱动脉搏动正确 • 听诊器胸件置于肱动脉搏动处并固定正确 • 充气、放气方法正确，速度均匀 • 判断收缩压、舒张压数值准确 • 整理袖带、关血压计盒盖方法正确 • 洗手并记录血压测量数值正确	3 3 6 6 6 6 8 4 6	
	告知数值	告知患者测量结果正确，告知注意事项正确	4	
操作后处理（16分）	患者	助患者体位舒适，询问需要	4	
	用物	用物按规定处理正确	6	
	护士	洗手，在体温单上绘制或记录结果正确，摘口罩	6	
综合评价（10分）	熟练程度	• 程序正确，动作规范，操作熟练 • 测量结果正确，绘制或记录方式正确；时间少于5分钟	3 4	
	人文关怀	护患沟通有效，指导正确，解释符合临床实际，操作过程体现人文关怀	3	
总分			100	

完成时间：＿＿＿＿＿＿　教师签字：＿＿＿＿＿＿　日期：＿＿＿＿＿＿

9. 微量泵操作技术评分标准

微量泵操作技术评分标准见表1-9。

表1-9　微量泵操作技术评分标准

姓名：＿＿＿＿＿＿　　　　　成绩：＿＿＿＿＿＿

项目总分	项目内容	技 术 要 求	分值	扣分
素质要求（6分）	报告内容	语言流畅，态度和蔼，面带微笑	2	
	仪表举止	仪表大方，举止端庄，轻盈矫健	2	
	服装服饰	服装鞋帽整洁，着装符合要求，发不过肩	2	
操作前准备（12分）	患者	评估患者状况，解释该项操作的相关事项，征得患者同意使之愿意合作	4	
	环境	评估环境：温湿度适宜，安静整洁，光线适中	2	
	用物	用物准备齐全，功能完好，摆放合理美观	4	
	护士	修剪指甲、洗手（七步洗手法）、戴口罩	2	
操作步骤（66分）	核对解释	备齐用物携至患者床旁，核对床尾卡及患者，解释操作目的并取得合作	4	

(续表)

项目总分	项目内容	技 术 要 求	分值	扣分
	安置体位	患者体位合适、舒适、安全、注意保暖	2	
	启动输液	• 将微量泵固定在输液架上并接通电源 • 注射器连接泵管并正确安装到微量泵上 • 将药液排气至泵管远端 • 按静脉输液操作程序穿刺,固定 • 操作过程遵循无菌操作原则 • 启动微量泵,根据医嘱调节泵入速度 • 再次核对治疗卡与泵入速度 • 协助患者取舒适卧位 • 告知患者微量泵入中的注意事项 • 将呼叫器放置患者伸手可及处 • 观察泵入药液状况 • 观察有无渗出、阻塞等 • 注意倾听患者主诉	4 5 3 6 6 3 3 3 3 3 3 2 2	
	观察记录	• 定期巡视、观察及告知正确 • 记录正确	6 2	
	停微量泵	• 核对解释,关微量泵,取出注射器正确 • 更换输注液体或停止输液处理正确	3 3	
操作后处理(6分)	患者	协助患者取舒适体位,询问需要	2	
	用物	整理床单位,用物按规定处理正确	2	
	护士	洗手、摘口罩、记录、签名正确	2	
综合评价(10分)	熟练程度	• 程序正确,动作规范,安全,操作熟练 • 无菌观念强,无污染 • 时间不超过7分钟	3 2 2	
	人文关怀	护患沟通有效,指导正确,解释符合临床实际,操作过程体现人文关怀	3	
总分			100	

完成时间:＿＿＿＿＿＿＿＿　教师签字:＿＿＿＿＿＿＿＿　日期:＿＿＿＿＿＿＿＿

10. 氧气吸入技术评分标准

氧气吸入技术评分标准见表1-10。

表1-10 氧气吸入技术评分标准

姓名:＿＿＿＿＿＿＿＿＿＿　成绩:＿＿＿＿＿＿＿＿＿＿

项目总分	项目内容	技 术 要 求	分值	扣分
素质要求(6分)	报告内容	语言流畅,态度和蔼,面带微笑	2	
	仪表举止	仪表大方,举止端庄,轻盈矫健	2	

（续表）

项目总分	项目内容	技 术 要 求	分值	扣分
	服装服饰	服装鞋帽整洁，着装符合要求，发不过肩	2	
操作前准备（12分）	患者	评估患者状况，解释该项操作的相关事项，征得患者同意使之愿意合作	4	
	环境	评估环境：温湿度适宜，安静整洁，安全，光线适中	3	
	用物	用物准备齐全，功能完好，摆放合理美观	3	
	护士	修剪指甲、洗手（七步洗手法）、戴口罩	2	
操作步骤（64分）	核对解释	备齐用物携至患者床旁，核对床尾卡及患者	4	
	安置体位	患者体位合适、舒适、安全、注意保暖	2	
	安装氧表	• 湿化瓶内盛冷开水或蒸馏水正确 • 安装湿化瓶，检查并关闭流量开关正确 • 安装流量表正确	3 4 3	
	供给氧气	• 清洁鼻腔正确 • 鼻导管与流量表连接正确，无漏气 • 根据医嘱调节氧流量正确 • 湿润鼻导管正确，鼻导管通畅 • 插入及固定鼻导管方法正确	2 3 5 3 5	
	观察告知	• 观察病情及用氧效果及时 • 根据医嘱调节氧流量方法正确 • 告知患者及家属用氧注意事项正确	2 5 3	
	整理记录	• 患者卧位舒适，病床单位整洁 • 清理用物、洗手、摘口罩正确 • 记录用氧时间和氧流量及签名正确	2 4 2	
	停用氧气	• 核对、解释正确；拔出鼻导管、清洁鼻部正确 • 关流量开关、分离鼻导管正确；取下流量表及湿化瓶正确	6 6	
操作后处理（8分）	患者	协助患者体位舒适，病床单位整洁，询问需要	2	
	用物	用物按规定处理正确	2	
	护士	记录结果正确	4	
综合评价（10分）	熟练程度	程序正确，动作规范，操作熟练，安全；时间少于8分钟	7	
	人文关怀	指导正确，解释符合临床实际，操作过程体现人文关怀	3	
总分			100	

完成时间：_____ 教师签字：_____ 日期：_____

11. 静脉留置针操作技术评分标准

静脉留置针操作技术评分标准见表1-11。

表1-11　静脉留置针操作技术评分标准

姓名：＿＿＿＿＿＿＿＿＿＿　　　　成绩：＿＿＿＿＿＿＿＿＿＿

项目总分	项目内容	技 术 要 求	分值	扣分
素质要求 （6分）	报告内容	语言流畅,态度和蔼,面带微笑	2	
	仪表举止	仪表大方,举止端庄,轻盈矫健	2	
	服装服饰	服装鞋帽整洁,着装符合要求,发不过肩	2	
操作前准备（8分）	患者	评估患者状况,解释该项操作的相关事项,征得患者同意使之愿意合作	3	
	环境	评估环境:温湿度适宜,安静整洁,光线适中	1	
	用物	用物准备齐全,摆放合理美观	2	
	护士	修剪指甲、洗手(七步洗手法)、戴口罩	2	
操作步骤 （74分）	核对检查	（此步骤开始计时） ● 核对医嘱、输液卡和瓶贴 ● 核对药液标签,即药名、浓度、剂量、有效期 ● 对光倒置检查药液质量 ● 在药液标签旁倒贴瓶贴	1 2 2 2	
	准备药液	● 拉环开启瓶盖 ● 棉签蘸消毒液消毒瓶塞至瓶颈 ● 将药瓶置治疗车一侧,消毒液待干 ● 检查输液器、留置针,无菌敷贴及正压接头 ● 将输液器针头插入瓶塞至根部,输液器袋套在药瓶上,关闭调节器	1 3 1 3 2	
	核对解释	备齐用物携至患者床旁,核对床尾卡及患者,解释输液目的并取得合作	4	
	初步排气	● 将输液瓶挂于输液架上,展开输液管,连接留置针及正压接头 ● 先将茂菲滴管倒置,抬高滴管下输液管 ● 打开调节器,使液体流入滴管内,当达到1/2～2/3满时,迅速倒转滴管,液体缓缓下降 ● 待液体流入头皮针管内即可关闭调节器,检查输液管内无气泡,将输液管放置妥当(首次排气原则上不滴出药液)	3 2 2 5	
	皮肤消毒	● 协助患者取舒适卧位,在穿刺静脉肢体下垫一次性治疗巾 ● 选择粗直、弹性好、避开关节和静脉瓣的静脉 ● 在穿刺点上方6 cm处扎止血带 ● 松止血带第一次消毒皮肤,直径大于5 cm,备无菌敷贴,敷贴上注明留置时间及留置姓名,扎止血带第二次消毒	1 2 2 2	

（续表）

项目总分	项目内容	技 术 要 求	分值	扣分
	静脉穿刺	• 再次核对；取下护针帽，松动针芯，打开调节夹，再次排气至少量药液滴出(小于 2 滴) • 关闭调节器并检查针头及输液管内有无气泡 • 嘱患者握拳，一手在消毒区外绷紧皮肤、固定血管，一手持针柄，进针角度为 15°～30°，见回血后再进少许，左手拇指、示指固定侧管，右手抽出针芯，边撤针芯左手边将软管全部送入静脉	2 2 8	
	固定针头	• 一手固定针柄，一手松开止血带，打开调节器，嘱患者松拳，观察有无渗出 • 待液体滴入通畅后用无菌敷贴固定穿刺部位(使敷料下缘与留置针针翼下缘平齐)，胶布固定输液管，无菌敷料上注明留置时间及留置人	4 4	
	调节滴速	• 根据患者的年龄、病情和药物性质调节滴速，调节滴速至少用时 15 秒 • 操作后核对患者，告知留置针使用时注意事项 • 安置患者于舒适体位，放置呼叫器于易取处	2 2 1	
	记录 嘱咐	• 整理用物，洗手 • 记录输液卡，并将其悬挂于输液架上 • 每隔 15～30 分钟巡视病房一次 (此步骤计时结束)	1 1 1	
	正压封针	• 洗手，核对解释，告知患者输液完毕需要封针 • 关闭输液调节器，分开输液管与正压接头连接处，用 5 ml 封针液脉冲式推药，推药完毕后，夹闭延长管处小夹子，拔出封针管，胶布妥善固定 • 嘱患者日常活动时注意留置针的保护，以免脱落 • 洗手，记录输液停止时间	1 2 2 1	
操作后处理(4 分)	患者	助患者体位舒适，询问需要；取下输液卡及输液瓶	1	
	用物	用物按规定处理，头皮针置于锐器盒内	2	
	护士	洗手、摘口罩	1	
综合评价 (8 分)	熟练程度	程序正确，动作规范，操作熟练	4	
	人文关怀	护患沟通有效，解释符合临床实际，操作过程体现人文关怀	4	
总分			100	

完成时间：_____　　教师签字：_____　　日期：_____

12. 除颤护理技术评分标准

除颤护理技术评分标准见表 1-12。

表 1-12　除颤护理技术评分标准

姓名：＿＿＿＿＿＿＿＿＿＿＿＿　　　　成绩：＿＿＿＿＿＿＿＿＿＿＿＿

项目总分	项目内容	技 术 要 求	分值	扣分
素质要求 (6分)	报告内容	语言流畅,态度和蔼,面带微笑	2	
	仪表举止	仪表大方,举止端庄,轻盈矫健	2	
	服装服饰	服装鞋帽整洁,着装符合要求,发不过肩	2	
操作前准 备(8分)	环境	评估环境:环境安全,适宜抢救(口述)	2	
	用物	除颤仪(保持完好备用)、导电糊、纱布块、快速手消毒液、污物桶、护理记录单、用物摆放合理	3	
	护士	修剪指甲、洗手(七步洗手法)、戴口罩	3	
操作步骤 (74分)	判断及准备	• 判断:心电监护示室颤波,呼叫其他医务人员,计时 • 去除患者金属饰物,平卧于板床,暴露胸前区,评估除颤部位皮肤情况,干纱布擦拭 • 于胸前除颤部位均匀涂抹导电糊 • 打开除颤仪电源调至非同步,再次判断除颤指征 • 选择能量,单向波 360 J 或双向波 200 J • 充电	5 6 8 5 6 5	
	电极板放置位置	• 心尖部:左腋中线平第 5 肋间 • 心底部:右锁骨中线第 2 肋间,避开内置起搏器位置	5 5	
	开始除颤	• 紧贴患者皮肤,以 10～12 kg 力量下压 • 警示他人离开床旁,操作者身体不能与患者及床接触 • 同时按压放电按钮,电击除颤 • 观察心电图,除颤成功,看时间,检查有无皮肤并发症。除颤不成功,行 2 分钟 CPR(口述)	8 6 5 10	
操作后处 理(6分)	患者	观察并清理患者胸前皮肤,协助整理患者床单位、取体位舒适,观察或询问需要	2	
	用物	整理用物,按医疗废物分类正确处置	2	
	护士	洗手,核对患者信息、记录报告操作完毕(操作计时结束)	2	
综合评价 (6分)	熟练程度	符合抢救程序,动作规范,操作熟练	3	
	人文关怀	操作过程体现人文关怀,注意安全	3	
总分			100	

完成时间：＿＿＿＿＿＿　　　教师签字：＿＿＿＿＿＿＿　　　日期：＿＿＿＿＿＿＿

13. 心肺复苏（CPR）操作技术评分标准

心肺复苏（CPR）操作技术评分标准见表 1-13。

表 1-13　心肺复苏（CPR）操作技术评分标准

姓名：_____　　　成绩：_____

项目总分	项目内容	技 术 要 求	分值	教师评分
素质要求 （6分）	报告内容	语言流畅，态度认真，表情严肃	2	
	仪表举止	仪表大方，举止端庄，轻盈矫健	2	
	服装服饰	服装鞋帽整洁，着装符合要求，发不过肩	2	
评估病人 （8分）	作出判断	（此步骤开始计时） • 判断意识：拍打、轻摇患者肩部并大声呼唤患者 • 判断呼吸，报告结果 • 触摸大动脉搏动：以示指和中指触摸气管旁 2～3 cm 处的颈动脉，报告结果。10 秒钟内完成 • 紧急呼救：确认患者意识丧失，立即呼叫	2 2 2 2	
操作步骤 （78分）	复苏体位	• 立即使患者仰卧位，置于硬板床（口述） • 去枕，头、颈、躯干在同一轴线上 • 双手放于两侧，身体无扭曲（口述）	2 2 2	
	心脏按压	• 抢救者站在患者右侧的肩、腰部 • 解开衣领、腰带，暴露患者胸腹部 • 按压部位：两乳头连线中点 • 按压方法：两手掌根部重叠，手指翘起不接触胸壁，上半身前倾，双肩位于双手的正上方，两臂伸直（肘关节伸直），垂直向下用力，借助自身上半身的体重和肩臂部肌肉的力量进行操作 • 按压幅度：胸骨下陷至少 5 cm，用力要均匀 • 按压频率：＞100 次/分，且每次按压后必须完全解除压力，胸廓回到正常位置，保证每次按压后胸部回弹，手掌不离开胸部，连续按压 30 次（18 秒） • 按压与人工呼吸之比：30∶2，连续 5 个轮次	2 4 6 8 6 6 4	
	开放气道	• 检查口腔，清除口腔异物 • 取出活动义齿（口述） • 判断颈部有无损伤（口述） • 颈部无外伤（口述），采用仰头举颏法	2 2 2 4	
	人工呼吸	• 保持患者口部张开状态 • 左手拇指和示指捏住患者鼻孔，深吸一口气 • 双唇紧贴并包绕患者口部吹气 • 连续吹气 2 次，每次不少于 1 秒 • 用力吹气，直至患者胸廓抬起 • 吹气完毕，立即与患者的口部脱离，同时松开捏鼻的手指，观察胸廓情况	2 3 2 2 3 2	

（续表）

项目总分	项目内容	技术要求	分值	教师评分
	复苏效果	操作5个轮次后判断患者复苏效果（口述） ● 颈动脉恢复搏动 ● 自主呼吸恢复 ● 瞳孔缩小有对光反射 ● 面色、口唇、甲床和皮肤色泽转红	2 1 1 1 1	
	洗手记录	● 整理用物 ● 洗手 ● 记录 报告操作结束（此步骤计时结束）	2 2 2	
综合评价（8分）	熟练程度	符合抢救程序，操作敏捷，动作熟练	4	
	人文关怀	操作中动作不粗暴，抢救中患者无损伤，关怀体贴患者	4	
总分			100	

注：考核时间：5分钟，超时即停止，未完成部分记零分。

完成时间：＿＿＿＿＿＿＿　　教师签字：＿＿＿＿＿＿＿　　日期：＿＿＿＿＿＿＿

14. 末梢血糖测定技术评分标准

末梢血糖测定技术评分标准见表1-14。

表1-14　末梢血糖测定技术评分标准

姓名：＿＿＿＿＿＿＿＿＿＿＿　　　　成绩：＿＿＿＿＿＿＿＿＿＿＿

项目总分	项目内容	技术要求	分值	扣分
素质要求（6分）	报告内容	语言流畅，态度和蔼，面带微笑	2	
	仪表举止	仪表大方，举止端庄，轻盈矫健	2	
	服装服饰	服装鞋帽整洁，着装符合要求，发不过肩	2	
操作前准备（17分）	患者	评估患者状况，解释该项操作的相关事项，征得患者同意使之愿意合作	5	
	环境	评估环境：温湿度适宜，安静整洁，光线适中	2	
	用物	用物准备齐全，摆放合理美观，调血糖仪代码，检查试纸有效期	5	
	护士	修剪指甲、洗手（七步洗手法）、戴口罩	5	
操作步骤（55分）	核对消毒	● 核对腕带，按摩手指 ● 消毒：75%乙醇消毒指腹侧面1次，待干 ● 打开血糖仪，安装试纸，再次核对	5 5 5	
	采血读数	● 采血针紧贴采血部位，穿刺同时左手捏住患者手指以减轻疼痛，将使用过的一次性采血针丢弃于锐器桶内 ● 用无菌棉签弃去第一滴血	10 5	

（续表）

项目总分	项目内容	技 术 要 求	分值	扣分
		• 手持血糖仪,试纸测试区向上,将血糖试纸口对准血液,测试区完全变成红色	10	
		• 无菌干棉签按压穿刺点1～2分钟,将血糖仪放平,等待检验结果	5	
		• 正确读数,核对后告知患者	5	
		• 撤出试纸条,关机	5	
整理记录（10分）	患者	助患者体位舒适,整理衣物及床单位,将呼叫器置于患者伸手可及之处	4	
	用物	用物按规定处理,采血针置于锐器盒内	2	
	护士	洗手、摘口罩、记录、签字	4	
综合评价（12分）	熟练程度	程序正确,动作规范,操作熟练	6	
	人文关怀	护患沟通有效,解释符合临床实际,操作过程体现人文关怀	6	
总分			100	

完成时间：＿＿＿＿＿＿＿＿   教师签字：＿＿＿＿＿＿＿＿   日期：＿＿＿＿＿＿＿＿

15. 尿标本采集技术评分标准

尿标本采集技术评分标准见表1-15。

表1-15 尿标本采集技术评分标准

姓名：＿＿＿＿＿＿＿＿＿＿   成绩：＿＿＿＿＿＿＿＿＿＿

项目总分	项目内容	技 术 要 求	分值	扣分
素质要求（6分）	报告内容	语言流畅,态度和蔼,面带微笑	2	
	仪表举止	仪表大方,举止端庄,轻盈矫健	2	
	服装服饰	服装鞋帽整洁,着装符合要求,发不过肩	2	
操作前准备（9分）	患者	评估患者状况,解释该项操作的相关事项,征得患者同意使之愿意合作	3	
	环境	温湿度适宜,注意遮挡,安静整洁,光线适中	2	
	用物	用物准备齐全,摆放合理美观	2	
	护士	修剪指甲、洗手(七步洗手法)、戴口罩	2	
操作步骤（71分）	安置卧位	• 松开床尾盖被,站于患者右侧	1	
		• 帮助患者脱去对侧裤腿盖于近侧腿上,对侧腿盖棉被	1	
		• 屈膝仰卧位,两腿略外展,露出外阴	1	
		• 臀下铺一次性尿垫	1	
	开包初消毒	• 消毒双手,治疗车上打开无菌导尿包	2	
		• 取出初消毒用物置于患者两腿之间	3	
		• 左手戴手套,右手持镊夹取碘伏棉球,消毒外阴顺序:	10	

(续表)

项目总分	项目内容	技 术 要 求	分值	扣分
		阴阜、对侧大腿根、近侧大腿根、对侧大阴唇、近侧大阴唇、对侧小阴唇、近侧小阴唇、尿道口到阴道口 • 污棉球置于床尾包装袋上,消毒毕,脱下手套放于弯盘内,弯盘及尿垫置于治疗车下层,更换新尿垫	2	
	铺盘、戴无菌手套铺孔巾	• 消毒双手,将无菌导尿包置于患者两腿之间 • 按无菌操作要求打开内层包布 • 戴无菌手套捏起孔巾 • 铺孔巾(保持无菌,底边不拖拉)	2 5 5 2	
	整理再消毒	• 按操作需要排列无菌用物,放置合理 • 由尿管头端向下润滑尿管前端约 6 cm • 左手分开并固定小阴唇,右手持镊夹取碘伏棉球 • 依次消毒尿道口、对侧小阴唇、近侧小阴唇 • 尿道口停留 2 秒,将用过的镊子弃去,左手不动	2 2 2 5 5	
	插管导尿	• 右手将放置尿管的无菌盘移至近会阴处 • 嘱患者张口深呼吸,使尿道括约肌松弛 • 右手持镊夹住导尿管前端,对准尿道口轻轻插入 4～6 cm,见尿再进 1 cm	1 1 5	
	留取标本	左手夹紧尿管,右手用无菌标本瓶接中段尿液 5 ml,盖好瓶盖	5	
	拔除尿管	• 夹闭尿管拔出置于弯盘 • 撤下孔巾,擦净会阴	4 4	
操作后处理(5分)	患者	协助患者穿裤子,取舒适卧位,整理床单位	1	
	用物	收拾导尿用物弃于医用垃圾桶	2	
	护士	洗手、摘口罩,记录,将尿标本瓶贴好标签连同化验单送检	2	
综合评价(9分)	练程度	程序正确,动作规范,操作熟练	5	
	人文关怀	护患沟通有效,解释符合临床实际,操作过程体现人文关怀	4	
总分			100	

完成时间:_____ 教师签字:_____ 日期:_____

16. 静脉注射技术评分标准

静脉注射技术评分标准见表 1 - 16。

表 1 - 16 静脉注射技术评分标准

姓名:_____ 成绩:_____

项目总分	项目内容	技 术 要 求	分值	扣分
素质要求(6分)	报告内容	语言流畅,态度和蔼,面带微笑	2	
	仪表举止	仪表大方,举止端庄,轻盈矫健	2	

(续表)

项目总分	项目内容	技 术 要 求	分值	扣分
	服装服饰	服装鞋帽整洁,着装符合要求,发不过肩	2	
操作前准备(12分)	患者	评估患者状况,解释该项操作的相关事项,征得患者同意使之愿意合作	3	
	环境	评估环境:温湿度适宜、安静整洁,光线适中	2	
	用物	用物准备齐全,药液检查齐全,摆放合理美观	5	
	护士	修剪指甲、洗手(七步洗手法)、戴口罩	2	
操作步骤(74分)	抽吸药液	• 遵医嘱,"三查八对"抽吸药液 • 抽完药液,二人核对放入治疗盘内	5 2	
	核对患者	按医嘱单或执行单核对患者,床头卡和腕带一起核对,让患者自己说出名字	2	
	选血管穿刺	• 垫治疗巾 • 系止血带,选血管(选择粗直、弹性好、避开关节和静脉瓣的静脉) • 松止血带,第一遍消毒 • 待干,撕输液贴 • 系止血带(穿刺点上6 cm) • 第二次消毒(范围大于5 cm) • 拔帽排气 • 核对穿刺(针尖斜面向上成15°～30°,见回血后平行进针少许) • 松止血带、嘱患者松拳,缓慢推药,观察患者反应	2 10 5 5 5 5 2 10 10	
	拔针按压	拔针按压3～5分钟,嘱患者屈肘	5	
	整理记录	• 再次核对 • 协助患者取舒适体位,整理床单位 • 清理用物,洗手记录	2 2 2	
综合评价(8分)	熟练程度	程序正确,动作规范,操作熟练	4	
	人文关怀	护患沟通有效,解释符合临床实际,操作过程体现人文关怀	4	
总分			100	

完成时间:＿＿＿＿＿＿＿＿　　教师签字:＿＿＿＿＿＿＿＿　　日期:＿＿＿＿＿＿＿＿

 17. 心电监护技术评分标准

心电监护技术评分标准见表1-17。

表1-17　心电监护技术评分标准

姓名:＿＿＿＿＿＿＿＿　　　　成绩:＿＿＿＿＿＿＿＿

项目总分	项目内容	技 术 要 求	分值	扣分
个人素质(5分)	着装仪表	衣帽整齐,头发无散乱,修剪指甲,无首饰,戴口罩	5	

（续表）

项目总分	项目内容	技 术 要 求	分值	扣分
操作前准备（12 分）	查对	核对医嘱	2	
	患者	评估患者的病情、合作程度、皮肤状况、心理反应	2	
	环境	评估环境,温湿度,有无电磁波干扰,注意遮挡	2	
	护士	修剪指甲、洗手（七步洗手法）、戴口罩	2	
	用物	检查心电监护仪性能,导联线、75％乙醇、棉签、弯盘、电极片、纱布、医嘱执行单、手消毒液	4	
操作步骤（75 分）	核对解释	核对患者床号、姓名,向患者解释操作目的和方法	2	
	安置体位	协助患者取平卧位	2	
	开机检查	• 连接监护仪电源,开机检查监护仪功能 • 连接心电导联线,五电极连接正确 • 连接血氧饱和度插件 • 连接血压计袖带 • 连接电极片	2 2 2 2 2	
	清洁皮肤	正确选择电极片位置,用 75％乙醇棉签擦拭皮肤	2	
	心电监测	• 右上（RA）:胸骨右缘锁骨中线第一肋间 • 左上（LA）:胸骨左缘锁骨中线第一肋间 • 右下（RL）:右锁骨中线剑突水平处 • 左下（LL）:左锁骨中线剑突水平处 • 胸导（C）:胸骨左缘第四肋间	3 3 3 3 3	
	SpO_2 监测	将 SpO_2 传感器戴在与患者血压计袖带相反肢体,并正确安放（红点照指甲）	4	
	血压监测	• 被测肢体与心脏处于同一水平 • 伸肘并稍外展,袖带缠于患者上臂处（避开输液、测血氧、动静脉置管侧肢体） • 袖带下缘应距肘窝 2～3 cm • 松紧以能放入一指为宜 • 按测量键 • 设定测量间隔时间	3 2 2 2 2 2	
	调节波形	• 选择标准Ⅱ导联,清晰显示 P 波 • 调节波形大小	3 2	
	报警设置	• 打开报警系统,设定各报警上下限参数,报警设定在安全范围	4	
	整理记录	• 将心率、SpO_2、呼吸、血压数值记录于护理记录单上 • 协助患者取舒适卧位,整理床单位 • 垃圾分类,用手消毒液洗手	2 1 1	
	指导患者	• 告知患者监护期间,不要剧烈运动 • 告知患者及家属监护期间,手机应远离监护仪 • 告知患者翻身时,不要抻拉、打折导联线	1 1 1	

(续表)

项目总分	项目内容	技 术 要 求	分值	扣分
	停止监测	• 向患者解释,关闭监护仪 • 撤除 SpO_2 传感器,撤除血压计袖带 • 撤除心前区导联线、电极片 • 清洁皮肤,协助患者穿好衣服,安置患者于舒适体位 • 整理床单位,整理仪器,处理用物(按医用垃圾分类) • 用七步洗手法、摘下口罩 • 记录护理记录单	2 2 2 2 1 1 1	
综合评价 (8分)	熟练程度	流程正确,动作规范,操作熟练	4	
	人文关怀	• 态度和蔼,自然真切,尊重患者,解释到位 • 操作中注意保暖,保护隐私	2 2	
总分			100	

完成时间:＿＿＿＿＿＿＿＿　　教师签字:＿＿＿＿＿＿＿＿　　日期:＿＿＿＿＿＿＿＿

18. 口腔护理操作技术评分标准

口腔护理操作技术评分标准见表1-18。

表1-18　口腔护理操作技术评分标准

姓名:＿＿＿＿＿＿＿＿＿＿　　　　成绩:＿＿＿＿＿＿＿＿＿＿

项目总分	项目内容	技 术 要 求	分值	扣分
个人素质 (5分)	着装仪表	衣帽整齐,头发无散乱,修剪指甲,无首饰,戴口罩	5	
操作前准备(13分)	查对	核对医嘱	2	
	患者	评估患者神志、合作程度、观察口腔及有无活动义齿	2	
	环境	评估环境,安静、整洁、温湿度适宜	2	
	护士	洗手(七步洗手法)、戴口罩	2	
	用物	备齐用物,放置合理	5	
操作步骤 (72分)	核对解释	• 核对患者床号、姓名,向患者解释操作目的和方法 • 确认患者配合漱口和擦洗	2 2	
	安置体位	• 安置卧位正确 • 戴手套、铺治疗巾、置弯盘正确	2 2	
	润唇观察	• 清点棉球数量 • 漱口液浸湿棉球,湿度适宜 • 润唇、协助漱口、观察口腔正确	2 4 3	
	擦洗口腔	• 夹取棉球方法正确 • 夹紧、拧干棉球方法正确 • 正确使用压舌板、开口器等 • 止血钳使用方法正确,血管钳尖端无外露	3 3 4 4	

（续表）

项目总分	项目内容	技 术 要 求	分值	扣分
		• 擦洗顺序正确	10	
		• 擦洗方法正确	8	
		• 擦洗后协助患者漱口,擦干口角正确	3	
		• 检查口腔、处理疾患方法正确	2	
		• 擦洗结束检查棉球数量,擦洗前后数目一致	3	
		• 撤治疗巾、弯盘、脱手套正确	3	
	整理记录	• 协助患者取舒适卧位,询问、指导正确	3	
		• 整理床单位,呼叫器置于患者床旁	3	
		• 垃圾分类处理	2	
		• 若有活动义齿处理正确	2	
		• 按七步洗手法洗手,摘口罩,记录护理记录单	2	
综合评价 (10分)	熟练程度	• 流程正确,动作规范,操作熟练	4	
		• 患者口腔清洁、舒适	2	
	人文关怀	• 态度和蔼,自然真切,尊重患者,解释到位	2	
		• 操作中动作轻柔,安全	2	
总分			100	

完成时间：_____　教师签字：_____　日期：_____

19. 气管切开护理技术评分标准

气管切开护理技术评分标准见表1-19。

表1-19　气管切开护理技术评分标准

姓名：_____　　　　成绩：_____

项目总分	项目内容	技 术 要 求	分值	扣分
个人素质 (5分)	着装仪表	衣帽整齐,头发无散乱,修剪指甲,无首饰,戴口罩	5	
操作前准备(15分)	查对	核对医嘱	2	
	患者	• 评估患者病情、意识、生命体征、SpO_2	2	
		• 评估气管切口敷料、气管套管固定情况	2	
	环境	评估环境,安静、整洁、温湿度适宜	2	
	护士	修剪指甲、洗手(七步洗手法)、戴口罩	2	
	用物	• 备齐用物,检查无菌物品质量,有效期	2	
		• 检查药液标签、药液质量,有效期	3	
操作步骤 (70分)	核对解释	核对患者床号、姓名,向患者或家属解释操作目的和方法	2	
	吸痰准备	• 给予患者高流量吸氧3~5分钟	3	
		• 检查负压吸引器各处连接是否正确、有无漏气,打开吸痰器开关,反折连接管前端,调节负压	4	

（续表）

项目总分	项目内容	技 术 要 求	分值	扣分
		• 0.9%氯化钠溶液,倒于2个治疗碗中,并注明开瓶日期和时间 • 用七步洗手法再次洗手	2 2	
	安置体位	协助患者取去枕平卧位	2	
	吸痰操作	• 取下患者气管切开口处敷料 • 打开吸痰管包装,戴无菌手套,取出吸痰管 • 将负压吸引管与吸痰管连接,试吸0.9%氯化钠溶液 • 阻断负压,将吸痰管经气管套管插入气管内,遇阻力后略上提 • 吸痰时左右旋转,自深部向上提拉吸净痰液,每次吸痰少于15秒 • 吸痰过程中密切观察患者痰液情况、生命体征、SpO$_2$ • 吸痰后再次给予患者高流量吸氧3～5分钟 • 将吸痰管与连接管断开,抽吸0.9%氯化钠溶液方法正确 • 断吸痰管、脱污染手套,处理污染用物方法正确 • 关闭吸引器,将连接管放置妥当	2 3 2 3 4 2 3 3 2 1	
	切口换药	• 取出切口纱布正确 • 用手消毒液、七步洗手法洗手 • 消毒切口及周围皮肤方法、顺序正确 • 更换切口纱布正确 • 用0.9%氯化钠溶液棉球擦净气管套管 • 更换系带正确,系带固定牢固 • 套管口覆盖湿润纱布正确,检查气管套管的固定带松紧度 • 脱手套正确	2 2 6 3 2 2 2 2	
	观察指导	• 观察患者生命体征、SpO$_2$变化 • 向患者或家属交代注意事项	2 1	
	整理记录	• 将痰液量、色、性状、黏稠度,气管切开伤口情况、SpO$_2$变化,记录于护理记录单上 • 协助患者取舒适卧位,整理床单位,呼叫器置于床旁 • 垃圾分类,用手消毒液洗手,摘口罩	2 2 2	
综合评价 （10分）	熟练程度	流程正确,动作规范,操作熟练	4	
	人文关怀	• 操作中严格执行无菌操作,无污染 • 动作轻稳、准确、安全 • 关爱患者、沟通有效	2 2 2	
总分			100	

完成时间：_____　　　教师签字：_____　　　日期：_____

20.　备皮法评分标准

备皮法评分标准见表1-20。

表1-20　备皮法评分标准

姓名：_____　　　成绩：_____

项目总分	项目内容	技 术 要 求	分值	扣分
素质要求（6分）	报告内容	语言流畅,态度和蔼,面带微笑	2	
	仪表举止	仪表大方,举止端庄,轻盈矫健	2	
	服装服饰	服装鞋帽整洁,着装符合要求,发不过肩	2	
操作前准备（20分）	患者	评估患者病情、手术方式、备皮范围及皮肤完整情况,解释该项操作的相关事项,征得患者同意使之愿意合作	4	
	环境	评估环境:温湿度适宜,安静整洁,光线适中	4	
	用物	用物准备齐全,做好解释,用屏风遮挡,注意保暖及保护隐私	8	
	护士	修剪指甲、洗手(七步洗手法)、戴口罩	4	
操作步骤（56分）	确认备皮范围	● 确认手术方式,备皮范围 ● 协助摆好体位,充分暴露 ● 铺一次性大单(橡胶巾),垫于备皮部位下方 ● 戴手套	5 5 5 5	
	消毒备皮	● 先用软毛刷蘸肥皂水涂局部 ● 一手按紧皮肤,另一手持剃毛刀分区剃净毛发 ● 备皮范围原则是超出切口周围各20 cm以上	6 6 6	
	操作完毕检查清洁	● 完毕用手电筒照射,仔细检查有无遗漏 ● 用毛巾浸热水洗去局部毛发 ● 应用棉签蘸粘胶剥离剂和清水清除脐部污垢	6 6 6	
操作后处理（10分）	患者	助患者体位舒适,询问需要	3	
	用物	按垃圾分类处理用物	4	
	护士	洗手、摘口罩	3	
综合评价（8分）	熟练程度	程序正确,动作规范,操作熟练	4	
	人文关怀	护患沟通有效,解释符合临床实际,操作过程体现人文关怀	4	
总分			100	

完成时间：_____　　教师签字：_____　　日期：_____

21. 外科换药技术评分标准

外科换药技术评分标准见表1-21。

表1-21 外科换药技术评分标准

姓名：_____ 　　　成绩：_____

项目总分	项目内容	技术要求	分值	扣分
素质要求 （6分）	报告内容	语言流畅，态度和蔼，面带微笑	2	
	仪表举止	仪表大方，举止端庄，轻盈矫健	2	
	服装服饰	服装鞋帽整洁，着装符合要求，发不过肩	2	
操作前准备（20分）	患者	核对患者，向患者说明目的、取得合作	4	
	环境	评估环境：温湿度适宜，安静整洁，光线适中	3	
	用物	换药车、换药包、0.9％氯化钠溶液、纱布、碘伏、75％乙醇、干棉球、无菌纱布、引流条(管)、胶布、弯盘、手套、手消毒液、绷带、污物桶，重复使用诊疗器械需备器械盛放桶	10	
	护士	修剪指甲、洗手（七步洗手法）、戴口罩	3	
操作步骤 （60分）	评估伤口	• 摆好体位，评估伤口，暴露换药部位 • 体位：原则上应能充分暴露创面，取坐位、卧位、侧卧位 • 换药时先给清洁伤口换药，后换感染伤口，再换特殊感染伤口或隔离伤口	5 5 5	
	开包取物	• 打开换药包（查包装、有效期、指示卡） • 打开后放于换药车上层台面，准备敷料，将其中一把镊子放于敷料上层，取无菌敷料 • 换药时遵守无菌操作原则，不得跨越无菌区	6 6 6	
	清洁创面	• 备胶布，必要时戴手套、穿隔离衣 • 取下伤口原有的敷料 • 内层敷料用镊子除去，清洁创面 • 两把镊子不可接触 • 消毒范围5～10 cm	5 5 5 5 5	
	更换敷料	伤口处理完后用纱布覆盖，用胶布固定	2	
操作后处理（6分）	患者	协助患者取舒适卧位，向患者交代注意事项	2	
	用物	• 更换下来的敷料直接放入医疗废物桶 • 消毒后用物放于弯盘内，再倒入医疗废物桶 • 锐器放入锐器盒	1 1 1	
	护士	用七步洗手法洗手，口罩、帽子放医疗废物桶。	1	
综合评价 （8分）	熟练程度	程序正确，动作规范，操作熟练	4	
	人文关怀	解释符合临床实际，操作过程体现人文关怀	4	
总分			100	

完成时间：_____ 　　教师签字：_____ 　　日期：_____

22. 大量不保留灌肠技术评分标准

大量不保留灌肠技术评分标准见表 1-22。

表 1-22 大量不保留灌肠技术评分标准

姓名：_____　　　　　　成绩：_____

项目总分	项目内容	技 术 要 求	分值	扣分
素质要求 （5分）	报告内容	语言流畅,态度和蔼,面带微笑	1	
	仪表举止	仪表大方,举止端庄,着装符合要求	4	
操作前准备（13分）	患者	评估:①患者的病情、临床诊断、治疗情况、意识状态。②患者生活自理能力、排便情况、肛门周围皮肤情况及清洁度。③患者的心理状态、合作程度	6	
	环境	酌情关闭门窗,保持合适的室温,照明充足,遮挡患者	1	
	用物	符合使用要求、备齐用物、放置合理	4	
	护士	修剪指甲、洗手(七步洗手法)、戴口罩	2	
操作步骤（60分）	核对解释	• 备齐用物至患者床旁,核对床尾卡,请患者说出床号、姓名,核对腕带信息;无法正常沟通的患者,双人核对腕带信息	2	
		• 向患者解释操作目的、方法、注意事项、配合要点并评估	2	
	安置体位	• 协助患者取左侧卧位,双膝屈曲,退裤至膝部,臀部移至床沿;盖好盖被,暴露臀部	2	
		• 取出一次性治疗巾铺于患者臀下,臀边放弯盘	2	
	备灌肠袋	• 关闭调节器,将灌肠液倒入灌肠袋内	2	
		• 灌肠袋挂于输液架上,液面距肛门 40~60 cm	2	
	润管排气	• 戴手套	1	
		• 润滑肛管前端,排净肛管内空气,关闭开关	3	
	插管灌液	• 一手分开臀部,显露肛门	2	
		• 嘱患者深呼吸,另一手持肛管轻轻插入直肠 7~10 cm	10	
		• 固定肛管	4	
		• 打开开关,使灌肠液缓缓流入	4	
	注意观察	• 观察灌肠袋内液面下降的速度	2	
		• 密切观察患者的反应	8	
	拔出肛管	• 灌肠完毕,关闭开关	2	
		• 轻轻拔出肛管,弃于医疗垃圾桶内,擦净肛门、撤去一次性尿垫	4	
		• 脱手套,洗手	2	
	安置患者	• 协助患者体位舒适,协助患者穿裤	2	
		• 嘱患者尽量保留 5~10 分钟	2	
		• 再次核对患者	2	

（续表）

项目总分	项目内容	技 术 要 求	分值	扣分
操作后处理（12分）	患者	● 排便后及时取出便盆，擦净肛门，注意观察粪便的性质、颜色和量，必要时留取标本送检	2	
	用物	● 整理用物，按垃圾分类处理用物 ● 整理床单位，开窗通风	3 2	
	护士	● 洗手、摘口罩 ● 在体温单"大便"栏处记录灌肠结果	2 3	
综合评价（10分）	熟练程度	程序正确，动作规范，操作熟练	5	
	人文关怀	护患沟通有效，解释符合临床实际，操作过程体现人文关怀	5	
总分			100	

完成时间：_____　　教师签字：_____　　日期：_____

23. 胃肠减压技术评分标准

胃肠减压技术评分标准见表1-23。

表1-23　胃肠减压技术评分标准

姓名：_____　　　　成绩：_____

项目总分	项目内容	技 术 要 求	分值	扣分
素质要求（5分）	报告内容	语言流畅，态度和蔼，面带微笑	1	
	仪表举止	仪表大方，举止端庄，着装符合要求	4	
操作前准备（10分）	患者	评估：①病情、意识状态、合作程度，了解既往插管经历，向患者解释。②有无活动义齿，鼻腔情况，包括鼻腔黏膜有无肿胀、炎症、鼻中隔偏曲、息肉等，既往有无鼻部疾患	4	
	环境	安静整洁，光线适中	1	
	用物	符合使用要求、备齐用物、放置合理	3	
	护士	修剪指甲、洗手（七步洗手法）、戴口罩	2	
操作步骤（67分）	核对解释	● 备齐用物至床旁，核对床尾卡，请患者说出床号、姓名，核对腕带信息；无法正常沟通的患者，双人核对腕带信息 ● 向患者解释操作目的和方法、配合要点并评估	2 2	
	安置体位	协助患者取仰卧位或半坐卧位（为昏迷患者插管时，取平卧位，撤去枕头，使其头向后仰）；颌下铺治疗巾；将弯盘置于颌旁治疗巾上	3	
	清洁鼻腔	尊重患者意愿，选择置管鼻腔，清洁鼻腔	2	
	测长标记	戴手套，测量插入胃管的长度，方法正确	3	
	润滑胃管	用液状石蜡润滑胃管前端10～20 cm	2	

（续表）

项目总分	项目内容	技 术 要 求	分值	扣分
	插入胃管	● 二次核对患者床号、姓名 ● 将胃管前端沿一侧鼻孔缓慢插入,至 14～16 cm 时,嘱患者做吞咽动作,根据患者具体情况进行插管(若为昏迷患者插管,将患者头部托起,使下颌靠近胸骨柄) ● 放置胃管手法轻柔、深度合适	2 10 8	
	验管固定	● 判断胃管在胃内的方法正确 ● 胃管固定方法正确	6 2	
	接负压器	检查负压器;连接负压器方法正确,固定方法正确、安全,保持引流通畅	5	
	告知指导	告知患者注意事项,宣教全面	2	
	整理 记录	● 将用物置于治疗车下层,脱手套 ● 管路标识规范、清晰 ● 核对患者的床号、姓名 ● 协助患者取舒适体位,整理床单位 ● 洗手,记录	1 3 2 2 2	
	拔管	● 携拔管用物至床旁,核对解释 ● 戴手套,将负压引流器与胃管分离,将胃管末端夹紧 ● 拔管方法正确 ● 拔管后协助患者漱口,清洁口、鼻、面部,擦净胶布痕迹	2 2 2 2	
操作后处理(8分)	患者	协助患者体位舒适,询问需要	2	
	用物	整理用物,按垃圾分类法处理用物	2	
	护士	洗手、摘口罩,记录	4	
综合评价 (10分)	熟练程度	程序正确,动作规范,操作熟练	5	
	人文关怀	护患沟通有效,解释符合临床实际,操作过程体现人文关怀	5	
总分			100	

完成时间：_____　　教师签字：_____　　日期：_____

24. 膀胱冲洗技术评分标准

膀胱冲洗技术评分标准见表1‒24。

表 1‒24　膀胱冲洗技术评分标准

姓名：_____　　　　　　成绩：_____

项目总分	项目内容	技 术 要 求	分值	扣分
素质要求 (6分)	报告内容	语言流畅,态度和蔼,面带微笑	2	
	仪表举止	仪表大方,举止端庄,轻盈矫健	2	

(续表)

项目总分	项目内容	技 术 要 求	分值	扣分
	服装服饰	服装鞋帽整洁,着装符合要求,发不过肩	2	
操作前准备(8分)	患者	评估患者状况,解释该项操作的相关事项,征得患者同意使之愿意合作,生活自理能力,膀胱充盈度	3	
	环境	评估环境:温湿度适宜,关闭门窗,遮挡患者	1	
	用物	用物准备齐全,摆放合理美观	2	
	护士	修剪指甲、洗手(七步洗手法)、戴口罩	2	
操作步骤(74分)	核对解释	携用物推车至患者床旁,核对患者床头卡,请患者说出床号、姓名,核对患者腕带信息并取得合作	8	
	准备体位	• 协助患者平卧位,暴露尿管 • 尿管末端下铺一次性垫巾,洗手	2 2	
	备冲洗液	• 再次核对患者信息 • 根据医嘱核对冲洗液,拉开冲洗液瓶口保护套,消毒,连接一次性膀胱冲洗器 • 将膀胱冲洗液悬挂在输液架上 • 正确排气	3 5 3 5	
	连接管路(双腔尿管或三腔尿管选一项)	• 将垫巾垫于尿管的接头处 • 夹闭尿管	2 3	
		• (三腔尿管与双腔尿管选一项)三腔尿管。三腔接头下放无菌纱布。消毒冲洗口末端的横切面及外壁 • 将冲洗管路和冲洗管末端正确连接	5 5	
		• (三腔尿管与双腔尿管选一项)双腔尿管。消毒双腔尿管尿液引流腔的尾端及集尿袋引流管上段5 cm处 • 输液器穿刺针进针部位在引尿接口的开口端1/2的下部,用胶布固定针翼	5 5	
	正确冲洗	• 夹闭集尿袋 • 打开尿管开关 • 冲洗液面距床面约60 cm • 打开一次性膀胱冲洗器调节器 • 根据医嘱调节冲洗速度(或根据患者耐受情况),每分钟60~80滴。温度38~40℃ • 冲洗过程观察引流是否通畅及患者的反应	3 3 3 2 5 3	
	冲洗结束	• 冲洗液滴完,关闭输液器调节器,同时夹闭尿管,指导患者尽量憋尿30分钟 • 断开冲洗接头(或输液器针头)与引流处连接 • 打开尿管开关,排出冲洗液 • 观察引流情况 • 核对患者信息	4 2 2 2 2	
操作后处理(4分)	患者	协助患者体位舒适,询问需要,进行正确的健康宣教	1	
	用物	用物按规定处理	2	

（续表）

项目总分	项目内容	技　术　要　求	分值	扣分
	护士	洗手、摘口罩,书写护理记录	1	
综合评价 （8分）	熟练程度	程序正确,动作规范,操作熟练	4	
	人文关怀	护患沟通有效,解释符合临床实际,操作过程体现人文关怀,保护患者隐私	4	
总分			100	

完成时间：＿＿＿＿＿＿＿＿　　教师签字：＿＿＿＿＿＿＿＿　　日期：＿＿＿＿＿＿＿＿

25. 留置导尿技术（女性）评分标准

留置导尿技术（女性）评分标准见表1-25。

表1-25　留置导尿技术（女性）评分标准

姓名：＿＿＿＿＿＿＿＿　　　　　　成绩：＿＿＿＿＿＿＿＿

项目总分	项目内容	技　术　要　求	分值	扣分
素质要求 （6分）	报告内容	语言流畅,态度和蔼,面带微笑	2	
	仪表举止	仪表大方,举止端庄,轻盈矫健	2	
	服装服饰	服装鞋帽整洁,着装符合要求,发不过肩	2	
操作前准备（8分）	患者	评估患者状况,解释该项操作的相关事项,征得患者同意使之愿意合作;评估患者生活自理能力,膀胱充盈度,会阴皮肤黏膜情况和清洁度	3	
	环境	评估环境:温湿度适宜,关闭门窗,遮挡患者	1	
	用物	用物准备齐全,摆放合理美观	2	
	护士	修剪指甲、洗手（七步洗手法）、戴口罩	2	
操作步骤 （74分）	核对解释	携用物推车至患者床旁,核对患者床头卡,请患者说出床号、姓名,核对患者腕带信息并取得合作	8	
	准备体位	• 站于患者右侧,松床尾被盖,协助患者脱对侧裤腿,保暖遮盖,屈膝仰卧位,两腿分开	2	
		• 臀下铺一次性尿垫;洗手	2	
	开包初消毒	• 打开一次性使用无菌导尿包的塑料外包装置于床尾,初消毒包放在患者两腿间尿垫上	5	
		• 导尿用物包放在治疗车上	3	
		• 打开0.5％碘伏棉球包装袋,将棉球倒入弯盘内	3	
		• 左手戴手套,右手每次用镊子夹取1个0.5％碘伏棉球	2	
		• 初次消毒步骤正确	9	
	铺盘铺洞巾	• 洗手	1	
		• 以无菌技术原则打开导尿包用物	1	
		• 戴无菌手套	4	
		• 铺洞巾	3	

(续表)

项目总分	项目内容	技 术 要 求	分值	扣分
	整理再消毒	● 整理用物,合理放置 ● 用注射器向尿管气囊内注入 10 ml 液体,观察气囊无漏液后,抽尽液体 ● 取下集尿袋连接管的保护帽,与尿管末端连接 ● 用镊子夹取润滑纱布,充分润滑尿管前端 ● 再次消毒:顺序正确(尿道口、对侧小阴唇、近侧小阴唇、尿道口) ● 左手不松开	2 2 2 2 4 3	
	插管导尿	● 二次核对患者信息,嘱放松、深呼吸 ● 将托盘前移至近患者会阴侧,右手持另一把镊子夹住尿管前端,缓慢轻柔地将尿管插入 4~6 cm 至尿液流出,再插入 7~10 cm	4 4	
	固定	用注射器向气囊内缓慢注入 0.9% 氯化钠注射液 10 ml,轻拉尿管,确定有阻力	2	
	整理记录	● 将尿管、集尿袋从洞巾孔洞处取出,放于两腿间,擦净外阴 ● 脱手套。将一次性集尿袋从患者腿下穿过,挂于床下挂钩上或用安全别针将集尿袋固定于床边 ● 核对患者的床号、姓名,协助其穿衣,取舒适体位,整理床单位	1 1 4	
操作后处理(4分)	患者	协助患者体位舒适,询问需要,进行正确的健康宣教	1	
	用物	用物按规定处理	2	
	护士	洗手、摘口罩,书写护理记录	1	
综合评价(8分)	熟练程度	程序正确,动作规范,操作熟练	4	
	人文关怀	护患沟通有效,解释符合临床实际,操作过程体现人文关怀,保护患者隐私	4	
总分			100	

完成时间:＿＿＿＿＿＿＿＿ 教师签字:＿＿＿＿＿＿＿＿ 日期:＿＿＿＿＿＿＿＿

26. 留置导尿技术(男性)评分标准

留置导尿技术(男性)评分标准见表 1-26。

表 1-26 留置导尿技术(男性)评分标准

姓名:＿＿＿＿＿＿＿＿＿＿ 成绩:＿＿＿＿＿＿＿＿＿＿

项目总分	项目内容	技 术 要 求	分值	扣分
素质要求(6分)	报告内容	语言流畅,态度和蔼,面带微笑	2	
	仪表举止	仪表大方,举止端庄,轻盈矫健	2	

（续表）

项目总分	项目内容	技 术 要 求	分值	扣分
	服装服饰	服装鞋帽整洁,着装符合要求,发不过肩	2	
操作前准备(8分)	患者	评估患者状况,解释该项操作的相关事项,征得患者同意使之愿意合作,评估患者生活自理能力、膀胱充盈度、会阴皮肤黏膜情况和清洁度。	3	
	环境	评估环境:温湿度适宜,关闭门窗,光线适宜,遮挡患者	1	
	用物	用物准备齐全,摆放合理美观	2	
	护士	修剪指甲、洗手(七步洗手法)、戴口罩	2	
操作步骤(74分)	核对解释	携用物推车至患者床旁,核对患者床头卡,请患者说出床号、姓名,核对患者腕带信息并取得合作	8	
	准备体位	• 站于患者右侧,松床尾被盖,协助患者脱对侧裤腿,保暖遮盖,两腿分开 • 臀下铺一次性尿垫,洗手	2 2	
	开包初消毒	• 打开一次性使用无菌导尿包的塑料外包装置于床尾,初消毒包放在患者两腿间尿垫上 • 导尿用物包放在治疗车上 • 打开0.5%碘伏消毒液棉球包装袋,将棉球倒入弯盘内 • 左手戴手套,右手每次用镊子夹取1个0.5%碘伏棉球 • 初次消毒步骤正确	5 3 3 2 9	
	铺盘铺洞巾	• 洗手 • 以无菌技术原则打开导尿包用物 • 戴无菌手套 • 铺洞巾	1 1 4 3	
	整理再消毒	• 整理用物,合理放置 • 用注射器向尿管气囊内注入10 ml液体,观察气囊无漏液后,抽尽液体 • 取下集尿袋连接管的保护帽,与尿管末端连接 • 用镊子夹取润滑纱布,充分润滑尿管前端 • 再次消毒:顺序正确(由尿道口、阴茎头至冠状沟环形消毒) • 左手不松开	2 2 2 2 4 3	
	插管导尿	• 二次核对患者信息,嘱放松、深呼吸 • 将患者阴茎提起,与腹壁成60° • 将托盘前移至患者会阴侧,右手持另一把镊子夹住尿管前端,缓慢轻柔地将尿管插入20～22 cm至尿液流出,再插入7～10 cm	2 2 4	
	固定	用注射器向气囊内缓慢注入0.9%氯化钠注射液10 ml,轻拉尿管,确定有阻力	2	
	整理记录	• 将尿管、集尿袋从洞巾孔洞处取出,放于两腿间,擦净外阴 • 脱手套。将一次性集尿袋从患者腿下穿过,挂于床下挂钩上或用安全别针将集尿袋固定于床边 • 核对患者的床号、姓名,协助其穿衣,取舒适体位,整理床单位	1 1 4	

（续表）

项目总分	项目内容	技术要求	分值	扣分
操作后处理（4分）	患者	协助患者体位舒适，询问需要，进行正确的健康宣教	1	
	用物	用物按规定处理	2	
	护士	洗手、摘口罩、书写护理记录	1	
综合评价（8分）	熟练程度	程序正确，动作规范，操作熟练	4	
	人文关怀	护患沟通有效，解释符合临床实际，操作过程体现人文关怀，保护患者隐私	4	
总分			100	

完成时间：＿＿＿＿＿＿＿　　教师签字：＿＿＿＿＿＿＿　　日期：＿＿＿＿＿＿＿

27. 轮椅运送技术评分标准

轮椅运送技术评分标准见表1-27。

表1-27 轮椅运送技术评分标准

姓名：＿＿＿＿＿＿＿＿＿＿　　　　成绩：＿＿＿＿＿＿＿＿＿＿

项目总分	项目内容	技术要求	分值	扣分
素质要求（5分）	仪表	• 服装、鞋帽整洁 • 举止端庄，指甲符合要求	2 1	
	态度	• 微笑服务、和蔼可亲 • 语言柔和恰当	1 1	
操作前准备（24分）	评估	• 评估患者的年龄、病情、意识状态 • 评估损伤部位、体重、自理能力、心理状态及配合度 • 评估伤口、导管情况及躯体活动度 • 评估是否存在意外损伤的可能	1 2 1 1	
	解释	向患者及家属解释轮椅运送的目的、方法、注意事项及配合要点	4	
	患者准备	了解轮椅运送的目的、方法、注意事项及配合要点，愿意合作	4	
	环境准备	• 地面防滑，有摆放轮椅的空间 • 移开障碍物，确保通道宽敞	2 2	
	护士准备	洗手、戴口罩	3	
	用物准备	• 轮椅（各部件性能良好）、毛毯（根据季节酌情准备）、别针，必要时备软枕 • 其他：接触传染病患者备隔离衣、手套	2 2	
操作步骤（47分）	核对解释	• 检查轮椅性能并推至患者床旁 • 询问患者姓名，查看床头卡、腕带，核对床号、姓名，再次向患者解释操作目的及配合要点，取得患者配合	1 2	

（续表）

项目总分	项目内容	技 术 要 求	分值	扣分
	移床旁椅	移开床旁椅至对侧床尾	2	
	放置轮椅	• 轮椅背和床尾平齐,椅面朝向床头 • 扳制动闸将轮椅止动,翻起踏脚板	2 2	
	椅面准备	寒冷季节将毛毯平铺于轮椅,上端高过患者颈部15 cm	2	
	安置患者	• 检查患者伤口情况,将各种导管安置妥当 • 将盖被三折于床尾 • 扶患者坐起,协助患者穿衣及鞋袜 • 嘱患者以手掌撑在床面上,双足垂于床沿,维持坐姿 • 协助患者穿好鞋子	1 1 1 1 1	
	上轮椅	• 嘱患者将双手置于护士肩上,护士双手环抱患者腰部,协助患者下床,询问、观察患者病情变化 • 协助患者转身,嘱患者用手扶住轮椅扶手,坐于轮椅中 • 翻下脚踏板,协助患者将双足放在脚踏板上 • 观察患者有无不适,检查各种管道 • 寒冷季节将毛毯上端围在患者颈部,用别针固定 • 两侧围裹患者双臂,用别针固定 • 余下部分围裹患者上身、下肢 • 嘱患者扶着轮椅的扶手,身体尽量靠后坐	3 3 2 2 1 1 1 3	
	再次核对	核对患者床号、姓名	2	
	整理	整理床单位,铺成暂空床	2	
	推轮椅	观察患者,确定无不适后,放松制动闸,推患者至目的地	2	
	下轮椅	• 将轮椅推至床尾,椅背与床尾平齐 • 扳制动闸将轮椅制动,翻起踏脚板 • 解除患者身上固定毛毯的别针 • 协助患者站起(让患者双手放于护士肩上,护士扶住患者的腰部,最好用膝顶住患者的膝部)、转身、坐于床沿	3 2 2 2	
操作后处理(12分)	安置患者	• 协助患者脱鞋、脱去保暖外衣 • 检查各种管道 • 协助患者取舒适体位 • 整理患者衣服、床单位	1 1 1 1	
	询问告知	• 观察患者病情 • 询问患者需要,告知注意事项 • 将呼叫器置于易取处	1 1 1	
	整理记录	• 将轮椅推回原处放置 • 用物分类处置 • 护士洗手,摘口罩,必要时做好记录	1 1 3	
综合评价(12分)	操作效果	搬运动作轻稳,患者无摔倒等意外发生	4	
	护患沟通	操作过程中及时与患者交流,了解患者感受,及时安抚患者,解除其顾虑,取得患者配合	4	

(续表)

项目总分	项目内容	技 术 要 求	分值	扣分
	应对能力	• 正确掌握患者病情，能根据患者病情采取针对性措施 • 遇突发情况能够冷静、恰当处理	2 2	
总分			100	

完成时间：＿＿＿＿＿＿＿　　教师签字：＿＿＿＿＿＿＿　　日期：＿＿＿＿＿＿＿

28. 助行器使用技术评分标准

助行器使用技术评分标准见表1-28。

表1-28　助行器使用技术评分标准

姓名：＿＿＿＿＿＿＿＿＿＿　　　　　成绩：＿＿＿＿＿＿＿＿＿

项目总分	项目内容	技 术 要 求	分值	扣分
素质要求 （5分）	仪表	• 服装、鞋、帽整洁 • 举止端庄，指甲符合要求	2 1	
	态度	• 微笑服务、和蔼可亲 • 语言柔和恰当	1 1	
操作前准 备(22分)	评估	• 评估患者的年龄、病情、意识状态 • 评估损伤部位、体重、自理能力、心理状态及配合度 • 评估伤口及躯体活动度 • 评估是否存在意外损伤的可能	1 2 1 1	
	解释	向患者及家属解释助行器使用的目的、方法、注意事项及配合要点	4	
	患者准备	• 身体无不适，穿长度适宜裤子、舒适跟脚的鞋子 • 了解助行器的目的、方法、注意事项及配合要点，愿意合作	2 2	
	环境准备	• 光线充足，地面干燥整洁、平坦 • 移开障碍物，确保通道宽敞	2 2	
	护士准备	洗手、戴口罩	3	
	用物准备	助行器（各部件性能良好、各螺丝无松动）	2	
操作步骤 （44分）	核对解释	• 检查助行器性能并推至患者床旁 • 询问患者姓名，查看床头卡、腕带，核对床号、姓名，再次向患者解释操作目的及配合要点，取得患者配合	1 2	
	准备助行器	• 打开助行器并将中间卡扣卡住 • 检查助行器下方4个脚垫是否完好无松动 • 调整助行器的手柄与患者手腕横纹平行	2 2 2	
	移床旁椅	移开床旁椅至对侧床尾	2	
	放置助行器	助行器放置患者健侧床旁正前方	3	

（续表）

项目总分	项目内容	技 术 要 求	分值	扣分
	协助起身	• 检查患者伤口情况 • 将盖被三折于床尾 • 嘱患者利用双肘和健肢支撑,并逐步移向床沿 • 双手支撑上身坐起,健肢自然下垂 • 健侧手支撑床面起立 • 患侧手握助行器扶柄 • 协助患者穿好鞋子 • 双手扶住助行器手柄,双脚脚跟与助行器平行 • 嘱患者手握扶柄,肘部略弯曲(约150°),身体略前倾 • 嘱患者抬头、挺胸、收腹、目视前方	1 1 3 2 2 2 2 2 3 2	
	整理	整理床单位,铺成暂空床	2	
	使用助行器	• 观察患者,确定无不适后,嘱前移助行器约20 cm • 患肢先行,健肢后行 • 指导患者循序渐进,逐渐增加行动量	3 3 2	
操作后处理(17分)	停止使用助行器	• 嘱患者推助行器至床旁 • 患者手扶助行器,健侧手按床沿 • 身体微屈,缓慢坐下 • 协助患者脱鞋 • 协助患者取舒适体位 • 整理患者衣服、床单位	2 2 2 1 1 1	
	询问告知	• 观察患者病情 • 询问患者需要,告知注意事项 • 将呼叫器置于易取处	1 1 1	
	整理记录	• 将助行器放置原处 • 用物分类处置 • 护士洗手,摘口罩,必要时做好记录	1 1 3	
综合评价(12分)	操作效果	搬运动作轻稳,患者无摔倒等意外发生	4	
	护患沟通	操作过程中及时与患者交流,了解患者感受,及时安抚患者,解除其顾虑,取得患者配合	4	
	应对能力	• 正确掌握患者病情,能根据患者病情采取针对性措施 • 遇突发情况能够冷静、恰当处理	2 2	
总分			100	

完成时间:＿＿＿＿＿＿＿＿＿　　教师签字:＿＿＿＿＿＿＿＿＿　　日期:＿＿＿＿＿＿＿＿＿

29. 静脉输血技术评分标准

静脉输血技术评分标准见表1-29。

表 1‐29　静脉输血技术评分标准

姓名：＿＿＿＿＿＿＿＿＿＿＿　　　　　成绩：＿＿＿＿＿＿＿＿＿＿＿

项目总分	项目内容	技 术 要 求	分值	扣分
素质要求 （4 分）	仪　表	• 服装整洁 • 举止端庄，指甲符合要求	1 1	
	态　度	• 微笑服务、和蔼可亲 • 语言柔和恰当	1 1	
操作前准备（16 分）	评　估	• 患者病情、血型、输血史及过敏史 • 心理状态及配合程度 • 穿刺部位皮肤、血管状况及肢体活动度	1 1 1	
	解　释	向患者及家属解释静脉输血的目的及配合要点	2	
	患者准备	• 了解输血目的、方法、注意事项及配合要点 • 采血标本以验血型和做交叉配备试验 • 签写知情同意书，取舒适卧位	1 1 1	
	护士准备	洗手、戴口罩	2	
	环境准备	整洁、安静，光线充足，温度适宜	2	
	用物准备	• 治疗车上层放输液盘内备碘伏、棉签、输血器、等渗盐水、止血带、敷贴、一次性治疗巾、一次性手套、弯盘，治疗盘外备医嘱单、交叉配血单、输血卡、手消毒液 • 治疗车下层放医用垃圾桶、生活垃圾桶、锐器盒 　其他：输液架，必要时备小夹板、绷带	2 2	
操作过程 （36 分）	输血前准备	两名护士认真核对交叉配血单、输血通知单及血袋标签各项内容（包括床号、姓名、住院号、血袋号、血型、交叉配备试验结果、血液种类和剂量、采血日期、有效期）	3	
		认真检查等渗盐水的质量及有效期，开启瓶盖，常规消毒瓶塞	3	
		检查并开启输血器包装，将输血管及排气管针头插入消毒过的等渗盐水瓶塞，关闭调节器	3	
	核对解释	• 询问患者姓名，查看床头卡、腕带，核对床号、姓名 • 药液：核对药名、浓度、剂量、有效期 • 再次向患者解释操作目的及配合要点，安慰、鼓励患者，取得患者的合作	1 1 1	
		两名护士共同核对床号、姓名、住院号、血袋号、血型、交叉配备试验结果、血液种类和剂量，核对无误后双方签名	3	
	建立静脉通路	按密闭式静脉输液法建立静脉通道，输入少量等渗盐水	5	
	摇匀血液	将血袋内的血液以手腕旋转动作轻轻转动数次，使血液均匀	3	
	连接血袋	戴手套，打开储血袋封口，常规消毒开口处，将输血器针头从等渗盐水瓶上拔下，缓慢插入储血袋接口，将储血袋挂于输液架上	5	

（续表）

项目总分	项目内容	技 术 要 求	分值	扣分
	再次核对	再次进行"三查八对"	3	
	调节滴速	开始输入时速度宜慢,每分钟不超过 20 滴,观察 15 分钟无不良反应后,再根据病情和年龄调整输注速度	5	
操作后处理（26 分）	安置患者	撤去治疗巾、止血带,脱下手套,协助患者取舒适体位,询问患者需要,指导患者,告知注意事项,整理床单位	5	
	处理用物	分类处理用物	4	
	洗手记录	护士洗手,再次核对,记录,签全名	5	
	输血完毕处理	常规消毒等渗盐水瓶塞,将针头从储血袋中拔出,然后插入等渗盐水瓶中,直到将输血器内的血液全部输入体内再拔针	3	
		去除胶布,关闭调节器,用干棉签轻压穿刺点上方,快速拔出针头,充分按压至不出血	2	
		整理床单位,分类处理用物	3	
		护士洗手,摘口罩,记录	4	
综合评价（18 分）	操作效果	操作规范,静脉穿刺一次成功,输血部位无渗出、肿胀、未发生感染及其他输血反应	5	
	无菌观念	无菌观念清楚,并能严格按照其进行操作	5	
	护患沟通	操作过程中及时与患者交流,了解患者感受,及时安抚患者,解除其顾虑,取得患者配合	5	
	应对能力	• 操作中发生失误或污染等突发情况时冷静恰当处理 • 正确掌握患者病情,能根据患者病情采取针对性措施 • 观察并预见操作中患者可能出现的病情变化并采取正确的处理方法	1 1 1	
总分			100	

完成时间：_____　　教师签字：_____　　日期：_____

30. 阴道检查评估技术评分标准

阴道检查评估技术评分标准见表 1-30。

表 1-30　阴道检查评估技术评分标准

姓名：_____　　　　　成绩：_____

项目总分	项目内容	技 术 要 求	分值	扣分
素质要求（10 分）	评估解释	语言流畅,态度和蔼,面带微笑	3	
	仪表举止	仪表大方,举止端庄,轻盈矫健	3	
	服装服饰	服装鞋帽整洁,着装符合要求,发不过肩	4	

(续表)

项目总分	项目内容	技术要求	分值	扣分
操作前准备（10分）	待产妇	评估待产妇状况，解释该项操作的相关事项，征得同意使之愿意合作，排空膀胱	3	
	环境	评估环境：温湿度适宜，安静整洁隐蔽，光线适中	1	
	用物	用物准备齐全，摆放合理美观	2	
	护士	修剪指甲、洗手（七步洗手法）、戴口罩	4	
操作步骤（60分）	核对检查	• 核对医嘱 • 协助待产妇取截石位 • 暴露会阴	2 3 3	
	消毒铺巾	• 消毒外阴（顺序：小阴唇、大阴唇、阴阜、大腿内上1/3、会阴及肛门） • 打开妇科检查包 • 戴无菌手套 • 铺无菌孔巾 • 暴露外阴	5 1 2 1 1	
	安抚解释	嘱待产妇放松，解释阴道检查目的并取得合作	2	
	阴道检查	• 右手示指和中指涂润滑剂 • 轻轻通过阴道口沿后壁放入阴道 • 检查阴道通畅度和深度 • 触诊宫口位置、宫颈软硬度 • 触诊宫颈管消退程度、有无水肿 • 触诊宫口开大情况 • 触诊胎儿颅缝和囟门的位置确定胎方位 • 触诊先露部最低点与坐骨棘平面的关系确定先露部高低 • 触诊是否存在脐带先露或脱垂 • 触诊胎膜的完整性（一旦发现胎膜自然破裂，立即听胎心，观察羊水性状及羊水量，并记录）	2 1 2 5 5 5 5 5 5 5	
操作后处理（10分）	待产妇	为待产妇穿上裤子，摆好舒适的体位，询问需要，整理床铺	2	
	用物	用物按规定处理	4	
	护士	轻轻抽出阴道内的示指和中指，擦净阴道口周围，脱去手套，洗手，记录阴道检查结果	4	
综合评价（10分）	熟练程度	手法正确，动作规范，操作熟练，检查未给待产妇造成不适	5	
	人文关怀	护士与待产妇沟通有效，解释符合临床实际，操作过程体现爱伤观念	5	
总分			100	

完成时间：_____   教师签字：_____   日期：_____

31. 胎心监护技术评分标准

胎心监护技术评分标准见表 1-31。

表 1-31　胎心监护技术评分标准

姓名：_____　　　　成绩：_____

项目总分	项目内容	技 术 要 求	分值	扣分
素质要求 （8分）	报告内容	语言流畅,态度和蔼,面带微笑	2	
	仪表举止	仪表大方,举止端庄,轻盈矫健	3	
	服装服饰	服装鞋帽整洁,着装符合要求,发不过肩	3	
操作前准备（12分）	孕妇	评估孕妇年龄,孕产次,孕周,心理状态,合作程度,孕前产检情况,宫缩情况	3	
	环境	评估环境:温湿度适宜,安静整洁,光线适中,有屏风遮挡	3	
	用物	多普勒胎心听诊仪、腹带、表、耦合剂、消毒液、卫生纸、笔、纸	3	
	护士	修剪指甲、洗手（七步洗手法）、戴口罩	3	
操作步骤（70分）	核对解释	（此步骤开始计时） • 核对孕妇 • 解释检查目的、过程、注意事项和配合要点,并取得合作	2 2	
	安置体位	• 确认孕妇已排空膀胱,护士站于孕妇右侧 • 协助孕妇上检查床、取平卧位,充分暴露腹部	2 3	
	胎心听诊	• 确定听诊部位:根据胎方位选择听诊部位(靠近胎头处的孕妇腹壁。枕先露在脐下方左或右侧,臀先露在脐上方左侧或右侧,肩先露在脐部下方) • 接通电源,打开监护仪开关 • 涂耦合剂,用胎心探头找到胎心最强处,用腹带固定 • 放置宫缩感应探头于宫底下3横指处,用腹带固定 • 将胎动机钮交予孕妇,嘱其自觉胎动时按动按钮。每胎动一次按钮一次,连续胎动为一次 • 观察监护仪显示情况,打开走纸开关,监护20分钟后,根据胎心监护的情况决定是否需要延长监测 • 监测结束后,关闭胎心监护仪,撤去探头,松解胎心监护带 • 用卫生纸擦净孕妇腹部皮肤,协助孕妇穿好衣裤	5 5 5 5 5 5 5 5	
	观察告知	• 观察孕妇反应,询问孕妇感受 • 告知孕妇本次听诊的结果,告知孕妇正常胎心音为110～160次/min。告诉孕妇自我监测胎动的方法及其重要性	5 5	

(续表)

项目总分	项目内容	技 术 要 求	分值	扣分
	整理记录	• 协助孕妇整理衣物,离床正确 • 整理检查床、清理用物正确 • 洗手、摘口罩、记录、签名正确	3 4 4	
操作评价 (10分)	人文关怀	护患沟通有效,解释符合临床实际,操作过程体现人文关怀	3	
	操作结果	听诊部位正确,结果准确	3	
	熟练程度	程序正确,动作规范,操作熟练,时间不超过5分钟	4	
总分			100	

注:考核时间:5分钟,超时即停止,未完成部分记零分。

完成时间:＿＿＿＿＿＿＿＿　　教师签字:＿＿＿＿＿＿＿＿　　日期:＿＿＿＿＿＿＿＿

32. 新生儿沐浴技术评分标准

新生儿沐浴技术评分标准见表1-32。

表1-32　新生儿沐浴技术评分标准

姓名:＿＿＿＿＿＿＿＿　　　　　　成绩:＿＿＿＿＿＿＿＿

项目总分	项目内容	技 术 要 求	分值	扣分
素质要求 (6分)	报告内容	语言流畅,态度和蔼,面带微笑	2	
	仪表举止	仪表大方,举止端庄,轻盈矫健	2	
	服装服饰	服装鞋帽整洁,着装符合要求,发不过肩	2	
操作准备 (14分)	护士	修剪指甲、洗手(七步洗手法)、戴口罩	2	
	用物	用物准备齐全	4	
	环境	门窗关闭,温湿度适宜	2	
	核对信息	核对信息,做好解释	2	
	评估新生儿	• 新生儿全身皮肤、四肢活动情况,有无感染 • 查看脐部情况	2 2	
操作过程 (75分)	操作步骤	• 核对信息无误 • 评估新生儿状态 • 水温适宜 • 清洗面部顺序,方法正确 • 擦洗头部方法正确 • 清洗躯干方法正确 • 沐浴过程中观察新生儿的精神反应和呼吸等情况 • 擦干新生儿方法正确 • 脐部、臀部、皮肤护理正确 • 沐浴完毕,穿衣正确	2 5 5 15 15 15 5 5 5 3	

（续表）

项目总分	项目内容	技　术　要　求	分值	扣分
操作后处理（5分）	用物	• 再次核对信息无误 • 用物按规定处理正确	2 3	
总分			100	

完成时间：_____　　教师签字：_____　　日期：_____

33. 子宫复旧（单手按摩）技术评分标准

子宫复旧（单手按摩）技术评分标准见表1-33。

表1-33　子宫复旧（单手按摩）技术评分标准

姓名：_____　　　　成绩：_____

项目总分	项目内容	技　术　要　求	分值	扣分
素质要求（6分）	报告内容	语言流畅,态度和蔼,面带微笑	2	
	仪表举止	仪表大方,举止端庄,轻盈矫健	2	
	服装服饰	服装整洁、符合要求、发不过肩	2	
操作前准备（18分）	护士	• 评估患者状况(阴道流血量、子宫硬度、宫底高度、膀胱充盈情况) • 修剪指甲、洗手(七步洗手法)、戴口罩	4 2	
	患者	• 了解该项操作的相关事项并同意 • 排空膀胱	2 2	
	环境	评估环境:温湿度适宜,安静整洁,光线适中	2	
	用物	• 用物准备齐全,摆放合理整齐 • 治疗车上层放执行单、手消、橡胶中单、垫单、笔 • 治疗车下层放生活垃圾桶、医疗垃圾桶	2 2 2	
操作步骤（58分）	核对	• 核对床尾卡 • 核对腕带 • 核对医嘱	2 2 2	
	患者体位	• 屈膝仰卧位 • 暴露腹部、臀部	2 2	
	操作者站位	站在患者右侧	2	
	保护措施	• 保护隐私:拉开床旁帘、关闭门窗 • 注意保暖:对侧裤腿脱下盖在近侧腿,对侧腿部用盖单保暖	2 2	
	铺单	臀下铺橡胶中单、一次性垫单	2	
	手法	• 操作者双手轻轻揉搓至温暖 • 右手置于子宫底部,向前托起宫底 • 右手拇指在子宫前壁,向下压至后壁 • 右手其余四指在子宫后壁	2 4 4 4	

(续表)

项目总分	项目内容	技 术 要 求	分值	扣分
		• 按压均匀有节律 • 按压频率每分钟 25 次 • 按压持续时间:30 分钟	4 4 4	
	观察	• 观察患者反应 • 观察恶露情况 • 观察子宫硬度和轮廓	2 4 4	
	宣教	• 指导恶露观察方法(量、色) • 指导产后运动、饮食、哺乳	2 2	
操作后处理(13分)	床旁整理	• 整理:助患者体位舒适,询问需要,整理床单位,垫单置于污物桶 • 洗手 • 执行单签字	2 2 1	
	终末处理	• 推车回处置室、终末处理用物 • 洗手、摘口罩	2 2	
	记录	护理记录单(阴道流血量、子宫硬度、宫底高度)	2	
	巡视	• 每隔15~30分钟巡视病房一次(口述)	2	
综合评价(5分)	熟练程度	程序正确,动作规范,操作熟练	2	
	人文关怀	• 护患沟通有效、尊重患者 • 解释符合临床实际 • 操作过程体现人文关怀	1 1 1	
总分			100	

完成时间:＿＿＿＿＿＿＿　　教师签字:＿＿＿＿＿＿＿　　日期:＿＿＿＿＿＿＿

34. 会阴擦洗技术评分标准

会阴擦洗技术评分标准见表1-34。

表1-34　会阴擦洗技术评分标准

姓名:＿＿＿＿＿＿＿＿＿　　　　成绩:＿＿＿＿＿＿＿＿＿

项目总分	项目内容	技 术 要 求	分值	扣分
素质要求(6分)	报告内容	语言流畅,态度和蔼,面带微笑	2	
	仪表举止	仪表大方,举止端庄,轻盈矫健	2	
	服装服饰	服装整洁,符合要求、发不过肩	2	
操作前准备(20分)	护士	• 评估患者状况(会阴切口、产后恶露情况) • 修剪指甲、洗手(七步洗手法)、戴口罩	2 2	
	患者	• 了解该项操作的相关事项并同意 • 排空膀胱	2 2	

（续表）

项目总分	项目内容	技 术 要 求	分值	扣分
	环境	评估环境：温湿度适宜（口述：温度 24～26℃，湿度 50%～60%），安静整洁，光线适中	4	
	用物	• 准备床旁帘 • 用物准备齐全，摆放合理整齐 • 治疗车上层放执行单、签字笔、手消毒液、会阴擦洗包、橡胶中单、垫单 • 治疗车下层放生活垃圾桶、医疗垃圾桶	2 2 2 2	
操作步骤（48 分）	核对	• 核对床尾卡 • 核对腕带 • 核对医嘱	2 2 2	
	患者体位	• 膀胱结石卧位 • 暴露会阴部	2 2	
	操作者站位	（会阴护理床）站在患者两腿之间/（普通病床）站在患者右侧	2	
	保护措施	• 保护隐私：拉开床旁帘、关闭门窗 • 注意保暖：对侧裤腿脱下盖在近侧腿，对侧腿部用盖单保暖	2 2	
	铺单	臀下铺橡胶中单、一次性垫单	2	
	擦洗	• 操作者戴一次性手套，治疗车上打开会阴擦洗包，将会阴擦洗盘放置床边（打开包方法正确） • 一只手用长镊持药液（0.5%碘伏）棉球，另一只手持另一把长镊夹住棉球擦洗，两把镊子彼此不触碰 • 擦洗第 1 遍：擦洗顺序和方向正确（由外向内，自上而下），阴阜→左侧大腿内上 1/3→右侧大腿内上 1/3→左侧大阴唇→右侧大阴唇→左侧小阴唇→右侧小阴唇→会阴→肛周 • 擦洗第 2 遍：擦洗顺序和方向正确（由内向外，自上而下），左侧小阴唇→右侧小阴唇→左侧大阴唇→右侧大阴唇→阴阜→左侧大腿内上 1/3→右侧大腿内上 1/3→会阴→肛周 • 擦洗第 3 遍：同第 2 遍（每擦洗一个部位要更换一块药液棉球） • 干纱布拭干（顺序由内向外）	4 4 4 5 5 2	
	观察	• 观察患者反应 • 观察伤口情况 • 观察恶露情况	2 2 2	
操作后处理（20 分）	床旁整理	• 整理：协助患者体位舒适，询问需要，整理床单位，垫单置于污物桶 • 洗手 • 执行单签字	2 2 2	

(续表)

项目总分	项目内容	技术要求	分值	扣分
	宣教	• 指导自我会阴清洁的方法及体位 • 恶露观察方法(量、色) • 指导产后运动、饮食、哺乳	2 2 2	
	终末处理	• 推车回处置室、终末处理用物 • 洗手、摘口罩	2 2	
	记录	护理记录单(时间、伤口情况、恶露情况、患者主诉)	2	
	巡视	遵医嘱按护理级别定时巡视病房(口述)	2	
综合评价 (6分)	熟练程度	程序正确,动作规范,操作熟练	2	
	人文关怀	• 护患沟通有效,尊重患者 • 解释符合临床实际,操作过程体现人文关怀	2 2	
总分			100	

完成时间:＿＿＿＿＿＿　教师签字:＿＿＿＿＿＿　日期:＿＿＿＿＿＿

35. 光疗箱使用技术评分标准

光疗箱使用技术评分标准见表1-35。

表1-35　光疗箱使用技术评分标准

姓名:＿＿＿＿＿＿　　　　成绩:＿＿＿＿＿＿

项目总分	项目内容	技术要求	分值	扣分
评估 (10分)	操作者仪表	着装规范,洗手、戴口罩	3	
	评估患儿	• 患儿病情、血清胆红素值、体温等 • 向家长解释操作目的,取得配合	4 3	
操作前准 备(10分)	核对	医嘱、治疗单、患儿	5	
	用物	手消毒液、光疗箱、温湿度计、蒸馏水、黑眼罩、尿布、胶带、纱布、消毒液	5	
操作步骤 (60分)	入箱前准备	• 备好光疗箱 • 检查各项仪表是否正常 • 将适量的蒸馏水加入水槽内 • 相对湿度保持在50%～60% • 冬季温度保持在30℃,夏季温度保持在28℃	2 3 3 2 2	
	核对	核对患儿床号、姓名,光疗箱内温度、湿度	5	
	患儿准备	• 入箱前予以裸露,清洁皮肤、剪指甲、戴眼罩、遮盖会阴、测体温并记录体重 • 将患儿放入光疗箱,记录入箱时间及灯管开启时间	10 5	
	入箱后观察及护理	• 2～4小时测体温一次,有异常随时测量 • 观察患儿精神反应、呼吸、脉搏、四肢张力有无变化	3 3	

(续表)

项目总分	项目内容	技 术 要 求	分值	扣分
		• 观察皮肤完整性及黄疸进展程度 • 单面疗法每 2 小时更换一次体位 • 光疗过程中如出现烦躁、嗜睡、高热、皮疹、呕吐、拒奶、腹泻及脱水等症状时及时联系医师,妥善处理	2 2 3	
	出箱	• 切断电源 • 取下患儿眼罩,将患儿衣被整理舒适 • 记录出箱时间及灯箱使用时间 • 倒尽水槽中水,用消毒液擦洗光疗箱备用	3 3 2 2	
	体位	协助患儿取舒适体位	3	
	整理	整理床单位和用物,洗手记录	2	
综合评价 (20 分)	消毒意识	按消毒技术规范分类整理物品	5	
	态度语言	• 语言通俗易懂、态度和蔼、沟通有效 • 操作过程动作熟练、规范,符合操作原则	10 5	
总分			100	

完成时间:_____ 教师签字:_____ 日期:_____

36. 头皮静脉输液技术评分标准

头皮静脉输液技术评分标准见表 1-36。

表 1-36 头皮静脉输液技术评分标准

姓名:_____ 成绩:_____

项目总分	项目内容	技 术 要 求	分值	扣分
素质要求 (6 分)	报告内容	语言流畅,态度和蔼,面带微笑	2	
	仪表举止	仪表大方,举止端庄,轻盈矫健	2	
	服装服饰	服装鞋帽整洁,着装符合要求,发不过肩	2	
操作前准备(9 分)	患儿	评估患儿状况,评估患儿头皮静脉血管情况,向家长解释该项操作的相关事项	4	
	环境	评估环境:温湿度适宜,安静整洁,光线适中	1	
	用物	用物准备齐全,摆放合理美观	2	
	护士	修剪指甲、洗手(七步洗手法)、戴口罩	2	
操作步骤 (77 分)	核对检查	• 核对医嘱、输液卡和瓶贴 • 核对药液标签,即药名、浓度、剂量、有效期 • 对光倒置检查药液质量 • 在药液标签旁倒贴瓶贴	3 2 2 2	
	准备药液	• 拉环启瓶盖	2	

项目总分	项目内容	技 术 要 求	分值	扣分
		• 棉签蘸消毒液消毒瓶塞至瓶颈 • 将药瓶置于治疗车一侧,消毒液待干 • 遵医嘱加入药液 • 检查输液器包装、有效期与质量,打开输液器包装,取出输液器针头 • 将输液器针头插入瓶塞至根部,输液器袋套在药瓶上	4 2 2 2 3	
	核对解释	备齐用物携至患儿床旁,核对床号及姓名,解释输液目的并取得患儿家长合作	4	
	患儿准备	• 协助患儿取舒适卧位,放小枕头 • 选择头皮静脉,评估穿刺部位,剃去周围毛发	5 5	
	排气	• 洗手或手消毒,准备输液贴 • 再次核对输液卡,挂输液瓶于输液架上 • 一次性排净输液管内空气,调节器阻断液体,将输液管末端放入输液器包装袋内,置于治疗盘中(一次排气不成功扣 4 分,输液装置污染扣 3 分,管内有少量气泡酌情扣分)	2 2 4	
	皮肤消毒	• 75%乙醇或安尔碘两次消毒穿刺部位的皮肤,消毒范围大于 5 cm,待干(一项不符合要求扣 2 分) • 检查输液管下端有无气泡,确定无气泡后排出少许液体(排液入弯盘) • 取下护针帽	2 2 1	
	静脉穿刺	• 再次查对,穿刺(左手拇指、示指分别固定静脉两端,右手持针沿静脉向心方向与皮肤呈 15°~20°刺入皮肤,沿血管平行刺入)(穿刺时退一针扣 2 分,重新穿刺扣 3 分,穿刺失败扣 6 分) • 推进回血无肿胀及发白,打开开关,固定	6 4	
	调节滴速	根据年龄、病情、药物性质调节滴速,调节滴速至少 15 秒	5	
	洗手记录	• 整理患儿衣被,取安全、相对舒适体位 • 整理用物,洗手 • 记录输液卡,并将其悬挂于输液架上 • 每隔 15~30 分钟巡视病房一次 • 向家属或年长儿交代注意事项;根据情况进行健康教育;处理用物	2 2 2 2 2	
综合评价 (8分)	熟练程度	程序正确,动作规范,操作熟练	2	
	无菌观念	无菌观念强,无污染,符合无菌技术操作原则	4	
	人文关怀	操作过程中能做到关心患儿,使家属或年长儿对操作满意。	2	
总分			100	

完成时间:＿＿＿＿＿＿＿＿　　教师签字:＿＿＿＿＿＿＿＿　　日期:＿＿＿＿＿＿＿＿

37. 暖箱使用技术评分标准

暖箱使用技术评分标准见表1-37。

表1-37 暖箱使用技术评分标准

姓名：_____　　　　　　成绩：_____

项目总分	项目内容	技 术 要 求	分值	扣分
素质要求 （6分）	报告内容	语言流畅,态度和蔼,面带微笑	2	
	仪表举止	仪表大方,举止端庄,轻盈矫健	2	
	服装服饰	服装鞋帽整洁,着装符合要求,发不过肩	2	
操作前准备（12分）	患儿	评估患儿胎龄、日龄、出生体重、生命体征、患儿病情	6	
	环境	符合操作要求	2	
	用物	用物准备齐全	2	
	护士	修剪指甲、洗手(七步洗手法)、戴口罩	2	
操作步骤 （60分）	核对医嘱	核对医嘱	2	
	暖箱准备	• 检查暖箱性能,保证安全 • 清洁备用暖箱,铺好箱内婴儿床 • 加入蒸馏水 • 接通电源,使暖箱湿度在55％～65％ • 设定预热暖箱温度	2 2 2 4 2	
	患儿准备	• 核对床号、姓名、腕(脚)带 • 称体重并做好记录 • 为患儿更换上衣 • 穿好纸尿裤 • 患儿安全舒适	2 2 2 2 2	
	入箱保暖	• 将患儿置于暖箱,取舒适体位 • 准备胶布 • 固定体温探头于剑突下 • 妥善固定各种管路 • 轻轻关闭箱门	2 2 4 4 2	
	记录观察	• 观察患儿面色、呼吸、心率、体温、皮肤情况 • 根据体温变化调节暖箱温度 • 使用过程中注意保持患儿体温36～37℃	4 5 3	
	出箱	• 出箱前核对医嘱 • 准备备用婴儿床 • 取下体温探头 • 检查皮肤 • 抱患儿出暖箱	2 2 2 2 2	
操作后处理（14分）	患儿	妥善安置患儿	4	
	用物	暖箱终末处理	5	

（续表）

项目总分	项目内容	技 术 要 求	分值	扣分
	护士	洗手、摘口罩、记录	5	
综合评价 （8分）	熟练程度	程序正确，动作规范，操作熟练	4	
	人文关怀	操作过程体现人文关怀	4	
总分			100	

完成时间：＿＿＿＿＿＿＿　　教师签字：＿＿＿＿＿＿＿　　日期：＿＿＿＿＿＿＿

38. 新生儿鼻导管、头罩给氧技术评分标准

新生儿鼻导管、头罩给氧技术评分标准见表1-38。

表1-38　新生儿鼻导管、头罩给氧技术评分标准

姓名：＿＿＿＿＿＿＿　　　　　　成绩：＿＿＿＿＿＿＿

项目总分	项目内容	技 术 要 求	分值	扣分
素质要求 （6分）	报告内容	语言流畅，态度和蔼，面带微笑	2	
	仪表举止	仪表大方，举止端庄，轻盈矫健	2	
	服装服饰	服装鞋帽整洁，着装符合要求，发不过肩	2	
操作前准 备（16分）	患儿	评估患儿病情、呼吸频率及形态、血氧饱和度情况、缺氧程度、鼻腔黏膜情况、呼吸道是否通畅	6	
	环境	符合操作要求	2	
	用物	用物准备齐全	2	
	护士	修剪指甲、洗手（必要时戴手套）、戴口罩	6	
操作步骤 （52分）	核对医嘱	核对医嘱：吸氧方式、流量、浓度	6	
	清洁鼻腔	清洁患儿鼻腔，保持呼吸道通畅	4	
	连接吸氧装置	• 将灭菌注射用水注入湿化瓶至刻度线 • 流量表连接中心供氧	6 6	
	调节氧流量	• 根据医嘱调节氧流量 • 检查是否通畅，有无漏气	6 6	
	吸氧（鼻导管 或头罩选一项）	鼻导管吸氧 • 调节氧流量0.5 L/min • 将鼻导管置于患儿鼻腔内0.5 cm • 用胶布固定	6 6 6	
		头罩吸氧 • 调节氧流量5～8 L/min • 将吸氧管连接至头罩进气处，将头罩罩于患儿头部	9 9	
操作后处 理（18分）	患儿	评估：观察患儿面色、血氧饱和度值、生命体征，评估缺氧的纠正情况	8	

（续表）

项目总分	项目内容	技 术 要 求	分值	扣分
综合评价 （8分）	用物	用物分类处理	4	
	护士	洗手、摘口罩、记录	6	
	熟练程度	程序正确,动作规范,操作熟练	4	
	人文关怀	操作过程体现人文关怀	4	
总分			100	

完成时间:＿＿＿＿＿＿＿＿　　教师签字:＿＿＿＿＿＿＿＿　　日期:＿＿＿＿＿＿＿＿

39. 物理降温技术评分标准

物理降温技术评分标准见表1-39。

表1-39　物理降温技术评分标准

姓名:＿＿＿＿＿＿＿＿＿＿＿　　　　成绩:＿＿＿＿＿＿＿＿＿＿＿

项目总分	项目内容	技 术 要 求	分值	扣分
素质要求 （6分）	报告内容	语言流畅,态度和蔼,面带微笑	2	
	仪表举止	仪表大方,举止端庄,轻盈矫健	2	
	服装服饰	服装鞋帽整洁,着装符合要求,发不过肩	2	
操作前准 备（8分）	患儿	评估患儿状况,解释该项操作的相关事项,征得患儿和家属同意使之愿意合作	2	
	环境	评估环境:温湿度适宜（24～26℃）,安静整洁,光线适中	2	
	用物	用物准备齐全,摆放合理美观	2	
	护士	修剪指甲、洗手（七步洗手法）、戴口罩	2	
操作步骤 （73分）	核对检查	• 核对医嘱 • 测量患儿体温并做记录	5 5	
	准备物品	• 温水（35～40℃） • 柔软棉毛巾（2条） • 中单（2条） • 计时器（1个） • 水温计（1个）	1 1 1 1 1	
	核对解释	备齐用物携至患者床旁,核对床尾卡及患儿,向家长解释降温目的并取得合作	8	
	暴露皮肤	• 关闭门窗 • 保护患儿隐私,用屏风遮挡 • 将盆装温水携至患儿床旁 • 暴露患儿皮肤（脚部除外）	3 3 3 3	

(续表)

项目总分	项目内容	技 术 要 求	分值	扣分
	体前侧降温	• 铺好中单并协助患儿取仰卧位 • 毛巾浸水拧至不滴水后置于患儿额头等大动脉位置（额头、颈部、腋下、腹股沟），并开始计时（局部冷敷单次不超过15分钟） • 将另外一条毛巾浸水拧至不滴水，避开腹部及脚心连续轻拍患儿皮肤	5 5 4	
	体后侧降温	• 协助患儿头偏向一侧趴于床上 • 将一条毛巾浸水拧至不滴水后置于患儿颈部大动脉处，并开始计时（局部冷敷单次不超过15分钟） • 将另外一条毛巾浸水拧至不滴水，避开腹部及脚心，连续轻拍患儿皮肤	4 4 6	
	复测体温	擦拭结束后半小时复测患儿体温并记录。	10	
操作后处理（3分）	患儿	协助患儿体位舒适，询问需要	1	
	用物	用物按规定处理	1	
	护士	洗手、摘口罩	1	
综合评价（10分）	熟练程度	程序正确，动作规范，操作熟练	5	
	人文关怀	护患沟通有效，解释符合临床实际，操作过程体现人文关怀	5	
总分			100	

完成时间：_____ 教师签字：_____ 日期：_____

40. 新生儿臀部护理技术评分标准

新生儿臀部护理技术评分标准见表1-40。

表1-40 新生儿臀部护理技术评分标准

姓名：_____ 成绩：_____

项目总分	项目内容	技 术 要 求	分值	扣分
评估（10分）	操作者仪表	着装整齐规范，仪表端庄大方	2	
	评估	• 新生儿身体状况，有无禁忌证 • 皮肤状况、大小便情况 • 环境温湿度适宜、清洁安全	3 3 2	
操作前准备（10分）	宣教	告知家属臀部护理的目的和方法	4	
	用物	专用沐浴盆、婴儿尿布或一次性尿裤、整洁的婴儿衣、毛巾、棉签、护理盘（护理膏、治疗药物如合并真菌感染时遵医嘱用药、婴儿润肤油）、手消毒液、污物桶	6	

(续表)

项目总分	项目内容	技 术 要 求	分值	扣分
操作步骤 (50分)		核对新生儿床号、姓名、住院号,评估新生儿,观察新生儿臀部情况	5	
		准备用物,检查病室的温度	5	
		洗手、戴口罩	2	
		核对新生儿信息,解开尿裤,如有大便应观察大便性质。用原尿裤内面上端洁净处从上至下轻轻擦拭会阴及臀部,折叠尿裤垫于臀下	10	
		一手轻轻提起新生儿双腿,使臀部抬高,另一手取湿巾擦净,必要时用温水冲洗臀部	6	
		取下污染的尿裤,并将干净的尿裤垫于臀下,然后放下新生儿双脚,用棉签蘸取护理膏涂在新生儿臀部及肛周	10	
		穿好纸尿裤,松紧适宜,以新生儿双下肢能自由活动、不松散为宜	5	
		再次核对新生儿信息,整理用物	5	
		洗手摘口罩、记录	2	
综合评价 (30分)	注意事项	• 动作轻柔、敏捷,暴露时间短 • 注意保暖,纸尿裤松紧适宜,大小适当	5 5	
	态度语言	• 语言通俗易懂、态度和蔼、沟通有效 • 操作过程动作熟练、规范、符合操作原则	10 10	
总分			100	

完成时间:_____ 教师签字:_____ 日期:_____

41. 儿童颈外静脉穿刺技术评分标准

儿童颈外静脉穿刺技术评分标准见表1-41。

表1-41 儿童颈外静脉穿刺技术评分标准

姓名:_____ 成绩:_____

项目总分	项目内容	技 术 要 求	分值	教师 评分
评估核对 (15分)	医嘱	核对医嘱、化验单与真空采血管匹配	5	
	患儿	核对患儿信息;告知患儿家长操作目的、方法并取得同意	4	
	皮肤	局部皮肤及血管条件,是否输液	6	
操作前准备(15分)	护士	服装鞋帽整洁,着装符合要求,发不过肩,修剪指甲、洗手(七步洗手法)、戴口罩	5	
	患儿	排尿或更换纸尿裤	2	

(续表)

项目总分	项目内容	技 术 要 求	分值	教师评分
	用物	用物准备齐全,摆放合理美观	6	
	环境	温湿度适宜,安静整洁,光线适中	2	
操作步骤	体位摆放	• 备齐用物携至患者床旁,核对患儿,采血管选择正确 • 正确摆放体位,充分暴露颈外静脉	4 4	
	定位	• 正确暴露颈外静脉,按压手法正确可使静脉充盈	6	
	皮肤 消毒	• 初消毒:以穿刺点为中心6~8 cm,待干,消毒2遍 • 连接:正确连接采血针与持针器	4 3	
	穿刺实施	• 拔针帽,检查针头无倒钩及毛刺 • 核对患儿信息 • 穿刺方法正确,穿刺成功,固定方法正确 • 留标本成功,顺序方法正确 • 拔针头,按压	3 4 8 8 5	
	再次核对	• 操作后核对患儿信息 • 再次核对真空采血管与化验单是否匹配	4 3	
	观察 患儿	• 协助患儿取舒适体位 • 患儿穿刺部位有无出血,健康宣教	2 2	
处理用物 (10分)	物品	针头置于锐器盒,合理处置医用垃圾、生活垃圾,整理推车:清理用物、擦盘	6	
	标本	洗手,记录,立即送检	4	
总分			100	

完成时间:_____ 教师签字:_____ 日期:_____

第二部分

临床护理技能综合实训案例

实训一　内科护理技能综合实训

案例一
消化性溃疡护理

［护理案例］

患者:汪先生,48 岁,汉族。

1. 主诉　间断上腹痛、嗳气 10 年,加重 1 月。

2. 现病史　患者于 10 年前开始反复出现上腹部疼痛、腹胀、嗳气、食欲不振,疼痛多于饥饿或夜间发生。2012 年因"十二指肠球部穿孔",行"修补术"治疗。术后一年出现上腹部反复疼痛,进食后可缓解。近一月来因劳累,少量饮酒,上述症状加重,进食后即出现上腹部疼痛,呈持续性疼痛。患者发病以来,自服雷尼替丁、奥美拉唑等药物治疗,病程中患者无头晕、心悸、乏力等表现,夜间睡眠可,体重无明显减轻。今晨来院就诊,自述 5 小时前无明显诱因出现右下腹疼痛,呈持续性疼痛,阵发性加剧,变换体位或按压无缓解,无腹胀、腹泻及里急后重,无恶心、呕吐、发热等,病后未做任何处理,即来院就诊。

3. 既往史　既往体健,无其他特殊病史。

4. 个人史　已婚,吸烟史 10 余年。

5. 家族史　父亲患高血压,母亲体健。

6. 体格检查　体温 36℃,脉搏 82 次/分,呼吸 18 次/分,血压 100/70 mmHg。发育正常,营养良好,正常面容,神志清,查体合作。无贫血貌,未见皮疹、出血点,全身浅表淋巴结未触及肿大。心肺无异常,腹平软,无包块,腹部柔软无压痛、反跳痛。关节活动自如,双下肢无水肿。

7. 辅助检查

(1) 实验室检查:白细胞总数 6.9×10^9/L,中性粒细胞 70%,淋巴细胞 30%,血小板 250×10^9/L,红细胞总数 4.07×10^{12}/L,血红蛋白 130 g/L。便潜血阴性。

(2) ^{14}C 呼气实验:Hp 值 896DPM。

(3) 胃镜检查示:十二指肠球部前壁见一溃疡 1.6 cm×1.6 cm。

(4) 腹部 B 超示:肝、胆、脾、胰、肾未见异常。

8. 医疗诊断　十二指肠溃疡。

9. 诊疗过程　入院后进一步完善相关辅助检查(肝肾功能、血常规、凝血功能、粪便隐血实验等),遵医嘱对症支持治疗(0.9%Nacl 注射液 250 ml+奥美拉唑钠 40 mg 静脉滴注,每日 1 次(qd)),抗幽门螺杆菌(Hp)治疗。

↘ 护理任务描述

1. 操作任务　阅读案例,按要求准备用物,并情景模拟相互配合完成三项操作。

(1) 为患者测量生命体征,应采取的护理措施是什么? 实施正确宣教。

(2) 遵医嘱为患者建立静脉通路,应采取的护理措施是什么? 实施正确宣教。

(3) 医嘱要求进行血常规、凝血象、便常规检查,请为患者正确留取标本。

2. 理论任务

(1) 简述消化性溃疡的主要症状。

(2) 消化性溃疡的并发症有哪些?

(3) 针对患者情况,根据目前所收集的患者的健康资料,可提出哪些护理诊断/合作性问题?

(4) 若患者消化性溃疡出血,护士如何配合治疗?

(5) 请为患者做疾病相关知识的健康指导。

↘ 问题解析

1. 操作任务

(1) 生命体征测量技术。

(2) 密闭式静脉输液技术。

(3) 静脉血标本采集技术;粪便标本采集技术。

2. 理论任务

(1) 消化性溃疡的症状为慢性、节律性、周期性的上腹部疼痛,发作与缓解相交替。溃疡活动期可有剑突下固定而局限的压痛,缓解期则无明显体征。疼痛呈隐痛、烧灼感或饥饿感。胃溃疡腹痛多在餐后 0.5～1 小时出现,十二指肠腹痛常发生于空腹时。部分反复发作进入慢性病程者,可表现为持续性疼痛。胃肠道表现为反酸、嗳气、恶心、呕吐等消化不良症状。全身症状表现为失眠、多汗等自主神经功能失调,也可有消瘦、贫血等症状。

(2) 出血是消化性溃疡最常见的并发症,约 50% 的上消化道出血由消化性溃疡所致。穿孔是消化性溃疡最严重的并发症,急性穿孔引起突发的剧烈腹痛,多自上腹开始迅速蔓延至全腹,腹肌强直,有明显的压痛和反跳痛,肝浊音界缩小或消失,肠鸣音减弱或消失,部分患者出现休克。幽门梗阻多由十二指肠球部溃疡或幽门管溃疡引起,可使胃排空延迟,患者可感上腹部不适,疼痛与餐后加重,大量呕吐后疼痛可缓解。幽门梗阻的特征性表现包括患者体检时可见胃型和胃蠕动波、清晨空腹时检查腹部有振水音以及抽出胃液量超过 200 ml。少数胃溃疡可发生癌变,但十二指肠球部溃疡一般不发生癌变。

(3) 根据病情,可提出如下护理诊断:①疼痛:腹痛,与胃、十二指肠黏膜受侵袭、刺激有关。②营养失调:低于机体需要量,与疼痛致摄入减少及消化吸收不良有关。③焦虑,与病情反复、病程迁延有关。④知识缺乏,缺乏消化性溃疡相关知识。⑤潜在并发症:出血、穿孔、幽门梗阻、癌变。

(4) 消化性溃疡出血护理措施:①立即建立静脉通道。②密切观察患者生命体征、神志、皮肤色泽、末梢循环及尿量变化。③卧床休息,取平卧位,并将下肢略抬高,以保证脑部供血。④呕吐时头偏向一侧,防止窒息或误吸,保持呼吸道通畅。⑤给予吸氧。⑥出血量在短时间内迅速达到 1 000 ml 以上时,可出现急性周围循环衰竭表现,严重者出现急性失血性休克,应配合医生进行输血、输液等各种止血治疗。

（5）十二指肠溃疡相关健康指导:①生活指导:指导患者生活要有规律,养成良好的饮食卫生习惯,戒烟戒酒,避免摄入刺激性食物。保持乐观情绪,避免过度紧张与劳累。②疾病知识指导:向患者及家属讲解引起和加重溃疡的病因、诱因及溃疡的防治知识。指导患者遵医嘱正确、规律用药,观察药物疗效及副作用。定期复查,指导患者了解消化性溃疡并发症的相关知识。若出现上腹部疼痛节律发生改变或加剧,或出现呕血、黑便时,应立即就医。

拓展思考

目前我国消化道溃疡的诊断标准是什么?

解析:内镜检查是诊断消化道溃疡（Peptic Ulcer，PU）最重要的方法,对于无法接受传统内镜检查的患者,可根据适应症选择磁控胶囊内镜检查。

知识链接

消化性溃疡要紧吗?

消化性溃疡属于一种常见的慢性胃肠道疾病,发病率约 10% 。多发部位在十二指肠和胃。

消化性溃疡主要症状为上腹部疼痛,具有慢性、周期性、节律性的特点。它与饮食之间具有明显的相关性。胃溃疡为进食后疼痛,饥饿后稍缓解。十二指肠壶腹部溃疡为饥饿时疼痛或夜间痛,进食后缓解。其他症状还有上腹部饱胀、嗳气、反酸、烧心、恶心、呕吐及食欲减退等。

消化性溃疡的发生与 4 个因素有关:①幽门螺杆菌感染是主要"祸根"。②胃酸、胃蛋白酶的自我消化因素。③药物:非甾体抗炎药,如阿司匹林等。④遗传因素、环境因素和精神因素等。此外,精神刺激、过度疲劳、饮食不慎、药物影响、气候变化等因素也可诱发或加重该病。

消化性溃疡的治疗目的在于去除病因、消除症状、促进溃疡愈合、预防溃疡复发和避免并发症的出现。

实现治疗目的办法有二:①药物治疗。如有幽门螺杆菌感染,目前最常用的治疗方法是四联疗法。②非药物治疗。保持心情舒畅,不要过度劳累、焦虑。改善生活规律,定时进食,避免刺激食物,戒烟戒酒。

总之,预防消化性溃疡,养成良好的卫生和进食习惯更重要。同时要慎用非甾体类抗炎药,以避免或减少对胃黏膜的刺激。

资料来源:学习强国,张国英.消化道溃疡要紧吗.太原晚报,2023-02-20(18).

······· **案例二** ·······

肺炎护理

[护理案例]

患者:孟女士,72 岁,汉族。

1. 主诉　发热、咳嗽、咳痰 2 周,加重 1 周。

2. 现病史　患者 2 周前无明显诱因间断出现发热,体温最高 38.4℃,无明显畏寒、寒战,咳嗽、咳痰明显,有痰不能排出。自服布洛芬、盐酸莫西沙星 3 天后,体温降至正常,仍咳嗽,咳痰明显。近 1 周反复出现咳嗽、咳痰,喉部痰鸣音明显,无明显盗汗、咯血、胸痛等不适,为进一步诊治,今日以"细菌性肺炎"收入我科。

3. 既往史　高血压 20 年,无其他特殊病史。

4. 个人史　已婚,不吸烟,不酗酒。否认糖尿病、冠心病病史,否认食物、药物过敏史,否认输血史。

5. 家族史　否认家族性遗传病史。

6. 体格检查　体温 38℃,脉搏 111 次/分,呼吸 26 次/分,血压 130/80 mmHg。急性面容,神志清,查体尚可合作。口唇颜色正常,浅表淋巴结未触及肿大,巩膜无黄染。胸廓无畸形,双侧呼吸运动对称,各肋间隙正常,双肺听诊呈清音,双肺呼吸音粗,左肺可闻及湿性啰音,未闻及胸膜摩擦音。腹平软,无包块,腹部柔软无压痛、反跳痛。关节活动自如,双下肢无水肿。

7. 辅助检查

(1) 血常规:白细胞总数 $10.5 \times 10^9/L$,中性粒细胞 72.8%,血红蛋白 114 g/L,血小板 $367 \times 10^9/L$。

(2) 痰培养阳性。

(3) X 线检查:肺纹理增粗。

8. 医疗诊断　细菌性肺炎。

9. 诊疗过程　患者为高龄老人,肺炎尚未控制,应注意病情变化,监测生命体征。定期复查血常规、胸片了解肺炎控制情况,并注意复查肝、肾功能,血电解质,血气分析等。如果病情加重,需及时转上级医院专科进一步诊治。

护理任务描述 ▶▶▶

1. 操作任务　阅读案例,按要求准备用物,并情景模拟相互配合完成以下四项操作。

(1) 为患者进行翻身叩背,应采取的护理措施是什么? 实施正确宣教。

(2) 医嘱要求进行痰液细菌学检查,请为患者正确留取痰标本。

(3) 遵医嘱为患者进行动脉血气分析,请为患者正确采集动脉血。

(4) 遵医嘱为患者进行雾化吸入,湿化气道。

2．理论任务

（1）简述肺炎的主要症状。

（2）简述肺炎的体征。

（3）针对患者情况，根据目前所收集的患者的健康资料，可提出哪些护理诊断/合作性问题？

（4）若患者出现感染性休克，护士如何配合治疗？

（5）请为患者做疾病相关知识的健康指导。

问题解析

1．操作任务

（1）叩背排痰技术。

（2）痰标本采集技术。

（3）动脉血标本采集技术。

（4）氧气雾化吸入技术。

2．理论任务

（1）肺炎症状包括：①全身症状：起病急骤，畏寒或寒战、高热，体温在数小时内升至39～40℃，呈稽留热；头痛、全身肌肉酸痛。②呼吸道症状：早期有干咳，渐有少量黏液痰，可带血丝，典型者在发病24～48小时咳铁锈色痰；患侧胸部刺痛，疼痛可放射至肩部或上腹部，咳嗽或深呼吸时加剧，患者多取患侧卧位以减轻胸痛。

（2）肺炎患者常呈急性病容，鼻翼翕动，口角和鼻周有单纯疱疹，严重时可有发绀。早期肺部可无明显体征。肺实变时，触诊语颤增强，叩诊呈浊音或实音，听诊闻及病理性支气管呼吸音。消散期可闻及湿啰音。累及胸膜时，可闻及胸膜摩擦音。

（3）根据病情，可列如下护理诊断：①体温过高，与肺部感染有关。②清理呼吸道无效，与气道分泌物多、痰液黏稠、胸痛、咳嗽无力等有关。③气体交换受损，与肺部炎症导致呼吸面积减少有关。④潜在并发症：感染性休克。

（4）若患者出现感染性休克，护士应采取以下措施：①立即通知医生，并备好物品。②安置患者取中凹仰卧位，注意保暖。③给予中、高流量吸氧，维持$PaO_2 > 60\,mmHg$，改善缺氧症状。④迅速建立静脉通路，遵医嘱补液，维持有效血容量。⑤安置心电监护仪，监测患者生命体征和病情变化。⑥遵医嘱使用多巴胺等血管活性药物，维持收缩压在90～100 mmHg，保证重要脏器的血液供应。

（5）细菌性肺炎相关健康指导：①生活指导：指导患者加强营养、适当锻炼、规律生活、避免过度劳累。②疾病知识指导：指导患者避免受凉、淋雨、酗酒等诱因，防止呼吸道感染。按医嘱用药，出院后按时复诊。出现高热、咳嗽、胸痛等及时就诊。易感者注射流感疫苗、肺炎球菌疫苗。

拓展思考

目前我国肺炎的诊断依据是什么？

解析：根据症状、体征、实验室及胸部X线等检查可确定肺炎诊断。

知识链接

如何评估肺炎严重程度?

肺炎的严重性主要取决于局部炎症程度、肺部炎症的播散和全身炎症反应程度。

中华医学会呼吸病学分会 2016 年修订的《中国成人社区获得性肺炎诊断和治疗指南(2016 版)》中重症肺炎诊断标准包括主要标准和次要标准。其中主要标准:①需要气管插管,行机械通气治疗。②脓毒血症休克经积极液体复苏后仍需要血管活性药物治疗。次要标准:①呼吸频率≥30 次/分。②氧合指数≤250 mmHg。③多肺叶浸润。④意识障碍和(或)定向障碍。⑤血尿素氮(BUN)≥7.14 mmol/L。⑥收缩压<90 mmHg,需要积极的液体复苏。符合 1 项主要标准,或至少 3 项次要标准者,可诊断为重症肺炎,需要密切观察,积极救治,有条件时收入 ICU 治疗(ⅡB)。

资料来源:中华医学会呼吸病分会.中国成人社区获得性肺炎诊断和治疗指南(2016 年版).中华结核和呼吸杂志,2016,39(4):253—279.

案例三
高血压护理

[护理案例]

患者:骆先生,65 岁,汉族。

1. 主诉　间断头晕、耳鸣、双下肢无力,血压升高 10 年,加重 1 周。

2. 现病史　患者 10 年前体检时发现血压升高,血压最高 150/80 mmHg,诊断为 1 级高血压,服用缬沙坦 80 mg,每日 1 次(qd),血压控制良好。患者 1 月前于运动后突发头晕,持续 2～3 小时,血压为 165/100 mmHg,伴耳鸣、双下肢无力、颈项板紧,休息后略有好转,诊断为高血压病(2 级,中度)。1 天前因情绪激动突发剧烈头痛、胸闷、鼻出血、视力模糊、烦躁不安,最高血压 200/125 mmHg。

3. 既往史　否认药物及食物过敏史。

4. 个人史　适龄结婚,育有一子一女,家庭和睦,配偶体健,子女体健。吸烟史 20 年,每日吸烟 5～10 支。

5. 家族史　父亲患高血压,母亲患糖尿病。

6. 体格检查　体温 36.3℃,脉搏 110 次/分,呼吸 25 次/分,血压 200/125 mmHg。神志清楚,双侧瞳孔等大正圆,直接间接对光反射灵敏。颈部无抵抗,颈静脉正常,肝-颈静脉回流征阴性,颈动脉搏动正常,双侧无杂音。双肺呼吸音清,未闻及异常呼吸音及干湿啰音。心率 110 次/分,心律齐,第一心音正常,第二心者正常,无杂音。无心包摩擦音,无异常血管征。腹软,无压痛、反跳痛、肌紧张,双下肢无凹陷性水肿。

7. 辅助检查

（1）实验室检查。血常规：白细胞计数 $5 \times 10^9/L$，中性粒细胞百分比 81.2%，淋巴细胞绝对数 $0.5 \times 10^9/L$，红细胞计数 $4.02 \times 10^{12}/L$，血红蛋白 120 g/L；生化检查：尿素氮 7.3 mmol/L，肌酐 78 umol/L，葡萄糖 6.87 mmol/L，钙 2.14 mmol/L，钾 3.95 mmol/L，肌酸激酶 249 U/L，胱抑素 C1.18 mg/L，同型半胱氨酸 15.6umol/L；24 小时尿蛋白 0.21 g/d，尿微量白蛋白定量/肌酐 44.88 mg/g；心肌损伤标志物 B 型钠尿肽 110 pg/ml。

（2）头部核磁共振检查：双侧额叶、基底节区、半卵圆中心多发腔隙灶。

（3）血管 B 超：双侧颈动脉硬化并斑块形成，双下肢动脉硬化斑块形成。

8. 医疗诊断　原发性 3 级高血压（重度）、高血压急症。

9. 诊疗过程　入院后进一步完善相关辅助检查，遵医嘱开放两条静脉通路，对症支持治疗，0.9%氯化钠注射液 50 ml＋硝普钠 50 mg，6 ml/h 静脉微量泵入。密切监测血压变化，每小时 1 次。

患者入院后，仍头痛、烦躁不安，不断向护士询问自己的病情。遵医嘱给予静脉点滴硝普钠 10 μg/分，持续低流量吸氧，测血压每小时 1 次。24 小时后患者血压降至 165/105 mmHg。

经治疗，患者病情稳定，给予内科 2 级护理，低盐低脂饮食，吸氧，监测血压，口服降压治疗：缬沙坦 80 mg 每日 1 次(qd)，络活喜 2.5 mg 每日 1 次(qd)。

🔽 护理任务描述

1. 操作任务　阅读案例，按要求准备用物，并情景模拟相互配合完成三项操作。

（1）遵医嘱为患者进行血压测量，应采取的护理措施是什么？实施正确宣教。

（2）遵医嘱为患者用静脉微量泵进行硝普钠静脉注射，应采取的护理措施是什么？实施正确宣教。

（3）遵医嘱为患者氧气吸入，应采取的护理措施是什么？实施正确宣教。

2. 理论任务

（1）高血压急症有哪些表现？

（2）根据目前所收集的患者的健康资料，可提出哪些护理诊断/合作性问题？

（3）患者出现高血压急症，主要护理要点有哪些？

（4）请为患者做高血压相关知识的健康指导。

🔽 问题解析

1. 操作任务

（1）血压测量技术。

（2）微量泵操作技术。

（3）氧气吸入技术。

2. 理论任务

（1）高血压急症是在某些诱因（如突然停药、情绪激动、过度疲劳、气候变化、吸烟、内分泌功能失调、代谢异常、药物中毒、创伤等）作用下,血压突然和明显升高（一般超过 180/120 mmHg）,伴有进行性心脑肾等重要靶器官功能不全的表现。高血压急症包括高血压脑病、颅内出血、脑梗死、急性心力衰竭、急性冠状动脉综合征、主动脉夹层、子痫、急性肾小球肾炎等。少数患者病情急骤发展,舒张压持续≥130 mmHg,伴有头痛,视物模糊,眼底出血、渗出,视神经乳头水肿,肾脏损害突出,持续蛋白尿、血尿和管型尿,称为恶性高血压。

（2）根据病情,可提出如下护理诊断:①疼痛:头痛,与血压升高有关。②有受伤的危险,与头晕、视物模糊有关。③焦虑,与起病急、病情危重有关。④知识缺乏:缺乏疾病预防、保健知识和高血压用药知识。

（3）主要护理要点:①体位与休息:绝对卧床,避免一切不良刺激和不必要的活动,协助生活护理。保持呼吸道通畅,给予持续低浓度吸氧。安抚患者情绪,必要时遵医嘱给予镇静药。②遵医嘱应用降压药:迅速建立静脉通道,遵医嘱尽早应用降压药物进行控制性降压,密切观察药物疗效和不良反应。应用硝普钠和硝酸甘油时,应注意避光输入,并持续监测血压,严格遵医嘱控制滴速。③监测患者生命体征、意识状态,遵医嘱定时监测血压。

（4）高血压急症相关健康指导:

①多途径向高血压患者及家人讲解高血压病因、表现、诊断要点及治疗方法,提高患者治疗依从性。②合理膳食,均衡营养:减少食盐摄入量,膳食中约 80% 的钠盐来自烹调用盐和各种腌制品,所以应减少烹调用盐,每人每天食盐量以不超过 5 g 为宜;补充钾盐,每天吃钾盐含量高的新鲜蔬菜和水果,如香蕉、香菇、橘子、菠菜等;减少脂肪摄入:减少食用油摄入;少吃或不吃肥肉和动物内脏;限制饮酒;限制总热量。③体育锻炼:血压控制稳定后,可根据年龄和身体状况选择合适的运动,如慢跑或步行、打太极拳等,不宜登高、提取重物或剧烈运动。④用药指导:强调长期药物治疗的重要性,让高血压患者了解降压治疗的最终目的是减少心脑血管病的发生率和死亡率;嘱患者遵医嘱按时按量服药,详细告知患者降压药物的名称、剂量、用法、作用及不良反应;告知患者不可擅自突然停药,经治疗血压得到满意控制后,方可遵医嘱逐渐减少剂量。如果突然停药,可导致血压突然升高,特别是冠心病患者突然停用 β 受体阻滞剂可诱发心绞痛、心肌梗死等。⑤病情监测指导:教会患者和家属正确监测血压的方法,推荐使用合格的上臂式自动血压计自我测量血压。血压未达标者,建议每天早晚各测量血压 1 次,每次测量 2～3 遍,连续 7 天,将后 6 天血压平均值作为医生治疗的参考。血压达标者,建议每周测量 1 次。如实记录血压测量结果,随访时提供给医护人员作为治疗参考。经治疗血压达标者,可每 3 个月随访 1 次;血压未达标者,建议每 2～4 周随访 1 次。当出现血压异常波动或有症状,随时就诊。

🔧 拓展思考 ▶▶▶

如何具体指导高血压患者避免血压升高的诱发因素?

解析:指导患者控制自己的情绪,调整生活节奏;冬天外出时注意保暖,因寒冷刺激可使血管收缩,血压升高;保持大便通畅,避免用力咳嗽和剧烈运动,以防发生脑血管意外;避免长时间站立和突然改变体位;切勿用过热的水洗澡,避免蒸汽浴。

知识链接

高血压合并慢性肾脏病的治疗

《中国高血压防治指南 2018 年修订版》推荐高血压合并慢性肾脏病(CKD)患者应在血压≥140/90 mmHg 时起始降压治疗,当尿白蛋白<30 mg/d 时,靶目标血压为140/90 mmHg,当白蛋白尿在 30～300 mg/d 或更高时,降压目标值为 130/80 mmHg。老年患者可根据实际情况适当放宽降压目标值。治疗过程中应评估患者肾功能,并相应地对降压目标和治疗方案进行调整。

资料来源:中国高血压防治指南修订委员会,高血压联盟(中国),中华医学会心血管病学分会,等.中国高血压防治指南 2018 年修订版.中国心血管杂志,2019,24(1):24—56.

案例四
急性心肌梗死护理

［护理案例］

患者:冯先生,65 岁,汉族。

1. 主诉　阵发性胸闷、气短 7 天,胸痛 11 小时,加重 2 小时。

2. 现病史　患者于 7 天前无明显诱因出现胸闷、气短,偶有胸痛,休息后可缓解,未予重视。既往 3 年前曾有 1 次胸痛伴出汗半小时病史,当时未就诊。11 小时前外出散步后出现胸骨后疼痛,感觉喘不过气,伴心慌、胸闷、恶心,回家休息半个小时左右,口服"丹参片""参松养心胶囊"后有所缓解,未去医院就诊。2 小时前胸闷、胸痛再次出现,持续不缓解,遂来医院就诊。到急诊室后,患者突然晕厥、意识丧失,呼叫不应。判断发生室颤,迅速给予除颤,予胺碘酮、利多卡因等抗心律失常药物治疗,同时给予心肺复苏。患者意识恢复,呼吸恢复,紧急送入监护病房进一步治疗。

3. 既往史　有高血压病史 5 年,平时不规律服药;否认糖尿病史。

4. 个人史　久居原籍,否认疫区接触史。吸烟史 20 余年,每天 1～2 包。间断饮酒。

5. 家族史　无家族遗传病史,哥哥有高血压 10 年。

6. 体格检查　体温 36.5℃,脉搏 110 次/分,呼吸 28 次/分,血压 130/80 mmHg。神志清楚,查体合作。双侧瞳孔等大正圆,对光反射灵敏,口唇无发绀,颈静脉回流征阴性。双肺呼吸音清晰,双下肺少量湿性啰音,心界扩大,心率 110 次/分,律齐,心尖区 3/6 级收缩期吹风样杂音。腹稍膨隆,腹壁软,肝脾未触及。双下肢无水肿。

7. 辅助检查

(1) 心电图：窦性心动过速，V1～3 导联 ST 段抬高，呈 QS 型，提示心肌梗死。

(2) 急诊冠脉造影：右冠状动脉完全闭塞，前降支狭窄 99%，回旋支狭窄 96%。

(3) 急诊心损三项：肌钙蛋白 T 1 840 ng/ml，肌酸激酶 138.5 ng/ml，肌红蛋白 243 ng/ml。

8. 医疗诊断　急性 ST 段抬高型心肌梗死(心功能 Ⅱ 级，Killip 分级)。

9. 诊疗过程

(1) 急诊予以除颤、心肺复苏。

(2) 完善各项检查，行经皮冠状动脉介入治疗，支架植入。

(3) 术后持续心电、血压、血氧监护；立即口服双联抗血小板药物；建立静脉通路。

❧ 护理任务描述 ⫸⫸⫸

1. 操作任务　阅读案例，按要求准备用物，并情景模拟相互配合完成三项操作。

(1) 留置针穿刺：因治疗需要，为患者实施留置针穿刺。

(2) 紧急除颤：准确评估除颤指征，及时发现心脏骤停，正确实施心脏电除颤。

(3) 心肺复苏：病情需要时，为患者实施心肺复苏，力争尽快恢复自主呼吸、循环。

2. 理论任务

(1) 简述急性心肌梗死的主要症状。

(2) 急性 ST 段抬高型心肌梗死的特征性心电图表现是什么？

(3) 如何识别心脏骤停？

(4) 根据目前所收集的患者的健康资料，可提出哪些护理诊断/合作性问题？

(5) 患者入院后，护士如何配合治疗进行护理？

❧ 问题解析 ⫸⫸⫸

1. 操作任务

(1) 静脉留置针穿刺技术。

(2) 电除颤技术。

(3) 心肺复苏技术。

2. 理论任务

(1) 急性心肌梗死的主要症状包括①疼痛：心肌梗死最早出现的症状是疼痛，疼痛部位主要在胸骨体中、上段之后，或心前区，常放射至左肩、左臂内侧达无名指和小指，或至颈、咽或下颌部，呈剧烈的压迫性疼痛，多伴有大汗、烦躁不安、恐惧及濒死感，持续时间长达数小时或更长时间，休息和舌下含服硝酸甘油不能缓解。疼痛剧烈时常伴有恶心、呕吐、上腹胀痛；全身症状有发热、心动过速等。②心律失常：发病 24 小时内易出现心律失常，以室性心律失常最常见，室颤是患者入院前死亡的主要原因。③血压下降：疼痛发作期血压常下降，如疼痛缓解而收缩压仍低于 80 mmHg，且患者表现为烦躁不安、神志迟钝、面色苍白、大汗淋漓、皮肤湿冷、脉细而快、少尿,晕厥者则为休克表现。部分患者伴有心力衰竭表现。

(2) 急性 ST 段抬高型心梗的心电图特征性改变为:①面向坏死区周围心肌损伤的导联上出现 ST 段抬高呈弓背向上形,面向透壁心肌坏死区的导联上出现宽而深的 Q 波(即病理性 Q 波),面向损伤区周围心肌缺血区的导联上出现 T 波倒置。②在背向心肌坏死区的导联则出现相反的改变,即 R 波增高、ST 段压低和 T 波直立并增高。

(3) 心脏骤停的判断指标有①意识突然丧失或伴有短阵抽搐。②呼吸断续,喘息,随后呼吸停止。③皮肤苍白或明显发绀,瞳孔散大,大小便失禁。④颈动脉、股动脉搏动消失。⑤心音消失。

(4) 根据病情,可提出如下护理诊断:①疼痛:胸痛,与心肌缺血坏死有关。②活动无耐力,与心肌氧的供需失调有关。③有便秘的危险,与进食少、活动少、不习惯床上排便有关。④恐惧,与起病急、病情危重、剧烈胸痛伴濒死感有关。⑤潜在并发症:心律失常、心力衰竭、心源性休克、猝死。

(5) 急性心肌梗死的护理措施:①急性期 12 小时内绝对卧床,保持环境安静,限制探视,避免不良刺激,解除焦虑。②起病 4～12 小时内给予流质饮食,随后过渡到低脂、低胆固醇、清淡饮食,提倡少量多餐。③保持大便通畅,指导患者养成定时排便的习惯、多食富含纤维素的食物、腹部按摩、必要时遵医嘱使用开塞露等。④鼻导管给氧。⑤严密心电监测,及时发现心律及心率的变化,密切监测血压,除颤仪处在备用状态。⑥协助医生做好经皮冠状动脉介入治疗的护理。⑦疼痛发作时应有专人陪伴,告知患者住进冠心病监护病房后,病情的任何变化都在医护人员的严密监护下,并能得到及时的治疗。⑧给予适当安慰,帮助患者树立治疗信心。

🔲 **拓展思考**

目前急性心肌梗死的诊断标准是什么?

解析:急性心肌梗死的诊断标准,必须至少具备以下 3 条标准中的 2 条。①缺血性胸痛的临床病史。②心电图的动态演变。③心肌坏死标志物浓度的动态改变。

知识链接

心肌梗死患者出院后,都需要做什么?

无论采取何种方式治疗(包括放支架、搭桥手术等)的心肌梗死患者,均需要进行长期、终身的治疗,主要治疗如下:

(1) 健康生活方式:永久戒烟、合理膳食、维持理想体重、规律运动、轻松愉快的心态等。健康生活方式是基础,尽力坚持勿放纵。

(2) 药物治疗:若无禁忌证,出院后均应长期服用阿司匹林(有禁忌证者可用氯吡格雷代替)和他汀类药物。其他如血管紧张素转换酶抑制剂(不能耐受的患者可改用血管紧张素受体拮抗剂类药物)、β 受体阻滞剂等在医生指导下使用。

如无特殊情况,双联抗血小板治疗(阿司匹林＋氯吡格雷或替格瑞洛)至少维持 1 年。

坚持使用他汀类药物,并使低密度脂蛋白(LDL～C)达标,达标后仍需在医生指导下坚持服用,不应自己停药。

(3) 控制心血管危险因素:积极控制血压达标,糖尿病患者控制血糖达标。

(4) 如果有心功能受损,还应该服用 ACEI/ARB 类药物,或者螺内酯等利尿剂。

(5) 定期复查:尤其是坏胆固醇(LDL～C)达标,小于 1.8 mmol/L。有心功能不全者,要每年复查一次超声,也可定期查 BNP/NT－proBNP 等反映心功能的指标。出现不适,尽早就诊。

资料来源:学习强国,杨进刚.心肌梗死病人出院后,都需要做什么.订阅号"阜外说心脏",2020－07－02.

·························· **案例五** ··························
糖尿病护理

[护理案例]

患者:杨女士,69 岁,汉族。

1. 主诉　血糖升高 20 年,加重 1 周。

2. 现病史　患者 20 年前体检发现血糖升高,空腹血糖 9.5 mmol/L,无明显"三多一少"症状,无心慌、出虚汗、腹泻等,诊断为糖尿病,并予以拜糖平、二甲双胍口服治疗(具体剂量不详)。2005 年因服用二甲双胍后胃部不适,改用优泌乐 25 早 12 IU,晚 8 IU 治疗。2020 年以来患者出现双脚发凉,腿抽筋,左脚蚁走感,偶有肢体麻木、刺痛感,反复发生小便烧灼不适感,自服抗生素治疗(名称剂量不详)后好转。患者多年来未规律监测血糖,血糖控制不佳。一周前就医后降糖方案改为拜糖平 50 mg,每日 3 次(tid),德谷门冬双胰岛素早 14 IU,晚 10 IU。患者家属诉近一周来食欲不佳,恶心乏力,精神萎靡。今晨起因乏力加重、呕吐、小便痛,自测血糖 18 mmol/L,中午由家人送来医院。

3. 既往史　高脂血症 20 年,规律服用阿托伐他汀 10 mg 治疗。2 年前行右眼白内障手术。患者平时主要照看孙女,少有体育锻炼。

4. 个人史　已婚,育有一子。无吸烟史。无药物过敏史。

5. 家族史　父亲患高血压,母亲患糖尿病。

6. 体格检查　体温 38.5℃,脉搏 92 次/分,呼吸 24 次/分,血压 135/88 mmHg,体重 65 公斤。发育正常,营养良好,面容憔悴,神情淡漠,皮肤干燥,呼吸急促。无贫血貌,未见皮疹、出血点,全身浅表淋巴结未触及肿大。心肺无异常,腹部稍膨隆,无包块,触诊柔软无压痛、反跳痛。关节活动自如,双下肢无水肿。神经反射正常,病理反射未引出。

7. 辅助检查

(1) 实验室检查:白细胞总数 $12.9 \times 10^9/L$,中性粒细胞 81%,淋巴细胞 20%,红细胞总数 $4.07 \times 10^{12}/L$,血红蛋白 130 g/L,C 反应蛋白(CRP)20 mg/L,尿糖 3+,尿酮体 2+,潜血 2+,尿红细胞 89 个/μL,尿白细胞 150 个/μL。血糖 20 mmol/L,糖化血红蛋白(HbA1c)8%,动脉血 pH 值 7.28,HCO_3^- 17 mmol/L,阴离子间隙 18 mmol/L,血钠 140 mmol/L,血钾 5.7 mmol/L,凝血功能正常。

(2) 胸部 CT 检查:心肺未见明显异常。

(3) 腹部 B 超示:肝脾肾未见异常,膀胱充盈明显。

8. 医疗诊断

(1) 2 型糖尿病、糖尿病酮症酸中毒、糖尿病周围神经病变。

(2) 尿路感染。

9. 诊疗过程　入院后进一步完善相关辅助检查(血常规、尿常规、血糖、糖化血红蛋白、肝肾功能、电解质、凝血功能、动脉血气、血尿标本培养、胸部 CT、腹部超声等),开放两条静脉通路,遵医嘱对症支持治疗:

(1) 0.9%氯化钠注射液 50 ml+胰岛素 50 U,静脉泵入,泵速 2 U/h。

(2) 0.9%氯化钠注射液 1 000 ml+左氧氟沙星 0.4 g 静脉滴注。

(3) 密切监测血糖(1 次/h)、意识状态、尿量、血气、电解质等。

(4) 血糖降至 13.9 mmol/L 时,改用 5%葡萄糖注射液 500 ml+10%氯化钾 15 ml,静脉滴注。

(5) 酮症缓解后,停用静脉注射胰岛素,改用德谷门冬双胰岛素早 20 IU、晚 18 IU 控制血糖,监测血糖随时调整剂量。

(6) 低血糖时,静脉推注 50%葡萄糖注射液 20 ml。

护理任务描述

1. 操作任务　阅读案例,按要求准备用物,并情景模拟相互配合完成三项操作。

(1) 遵医嘱为患者进行末梢血的血糖监测,应采取的护理措施是什么? 实施正确宣教。

(2) 遵医嘱为患者留取尿培养标本,应采取的护理措施是什么? 实施正确宣教。

(3) 遵医嘱为患者进行葡萄糖静脉注射,应采取的护理措施是什么? 实施正确宣教。

2. 理论任务

(1) 糖尿病急性并发症有哪些? 常见诱因及主要症状是什么?

(2) 根据目前所收集的患者的健康资料,可提出哪些护理诊断/合作性问题?

(3) 如果患者出现了低血糖,护士如何配合治疗?

(4) 请为患者做糖尿病相关知识的健康指导。

🔷 **问题解析** ▶▶▶

1. 操作任务

(1) 末梢血糖测定技术。

(2) 尿标本采集技术。

(3) 静脉注射技术。

2. 理论任务

(1) 糖尿病的急性并发症包括:糖尿病酮症酸中毒(DKA)和糖尿病高渗性高血糖状态(HHS)。①DKA 的诱因有急性感染、胰岛素不当减量、治疗中断、饮食不当、胃肠疾病、脑卒中、心梗、创伤、手术精神刺激等。症状有烦渴、乏力加重、恶心、呕吐、头痛、嗜睡、呼吸深快且呼气有烂苹果味、皮肤干燥、脉快而弱,晚期各种神经反射迟钝直至昏迷。血糖多为 16.7~33.3 mmol/L。②HHS 起病隐匿,诱因不明显,多见于老年 2 型糖尿病患者,也有 30%~40%患者无糖尿病病史。以严重高血糖、血浆渗透压升高(>320 mOsm/L),尿糖强阳性,而酮体阴性或弱阳性为特点。患者主要出现脱水和神经系统两组症状,如淡漠、嗜睡,扑翼样震颤、偏瘫、偏盲、失语、阳性病理征、昏迷等。血糖多为 33.3~66.6 mmol/L。

(2) 根据病情,可提出如下护理诊断:①体液不足,与糖尿病酮症高糖高渗状态有关。②营养失调,低于机体需要量与胰岛素作用缺陷有关。③发热,与尿路感染有关。④知识缺乏,缺乏糖尿病的自我护理能力。⑤潜在并发症:糖尿病足、低血糖。

(3) 患者出现低血糖后,护士应:①立即通知医生,并备好物品测量血糖。②协助患者取平卧位。③若患者意识清晰,嘱其食用糖果、含糖饮料;若患者意识障碍,则迅速建立静脉通路,遵医嘱静脉推注 50%葡萄糖注射液 20~30 ml。④每 15 分钟测量血糖一次,若血糖仍≤3.9 mmol/L,嘱患者口服糖类 15 g,或静脉推注 50%葡萄糖注射液 60 ml。⑤监测患者生命体征、意识状态,遵医嘱定时监测血糖。⑥帮助患者分析低血糖的原因,鼓励患者进行自我血糖监测,提醒患者外出备糖果或含糖饮料并携带糖尿病急救卡。

(4) 糖尿病相关健康指导主要包括如下四方面:①疾病知识指导:多途径向糖尿病患者及家人讲解糖尿病病因、表现、诊断要点及治疗方法,提高患者治疗依从性,建议患者外出佩戴糖尿病急救卡。帮助患者了解糖尿病急慢性并发症的诱因和主要症状,如酮症酸中毒和高渗状态;告知患者糖尿病足的早期主要表现及预防、护理知识,如注意个人卫生、穿软鞋、温水洗脚等,若出现溃疡、伤口面积扩大、感染等立即就医。②生活指导:规律生活、戒烟酒。指导患者掌握饮食治疗的要求和措施,为患者准备一份食物营养素和食物交换表。指导患者掌握糖尿病饮食控制的方法,学会食物交换方法,会自己制定食谱。③运动指导:指导患者进行体育锻炼,每周 4~7 天,每次 30~150 分钟,运动强度为 50%~70%最大心率,形式有健步走、太极拳、骑行、羽毛球、高尔夫球、有氧健身操、游泳、足球、篮球等。锻炼时身边备有糖果,如发现头晕、心悸、无力立即停止运动。如果体力活动时血糖>16.7 mmol/L,应补充足够的水分。④疾病监测:指导患者每 3~6 个月复查糖化血红蛋白,1~2 个月监测血脂、体重、腹围等;指导患者进行自我血糖监测并做好监测记录,学会根据空腹血糖数调整胰岛素用量。⑤用药指导:指导患者知晓自己的血糖控制目标,掌握降糖药物(如胰岛素)的使用方法及不良反应,明晰低血糖反应的处理方法。

拓展思考

目前我国糖尿病的诊断标准是什么？

解析：根据《中国2型糖尿病防治指南（2020年版）》，糖尿病的诊断标准（依据静脉血浆葡萄糖）为：典型糖尿病症状，伴随随机血糖≥11.1 mmol/L，或空腹血糖≥7.0 mmol/L，或OGTT 2 h血糖≥11.1 mmol/L，或HbA1c≥6.5%。若无糖尿病典型症状者，需改日复查确认。（注：典型糖尿病症状包括烦渴多饮、多尿、多食、不明原因体重下降。随机血糖指不考虑上次用餐时间，一天中任意时间的血糖，不能用来诊断空腹血糖受损或糖耐量减低。空腹状态指至少8小时没有进食热量）

知识链接

一、糖尿病患者该如何缓解饥饿感？

众所周知，糖尿病患者需要控制饮食，但是很多患者控制饮食后会感到饿，有些患者甚至因此放弃饮食治疗。那么糖尿病患者应该怎样缓解饥饿感？

（1）减少细粮摄入，多选择一些纤维食物。

（2）适当多吃些低热量、高容积的蔬菜，如西红柿、菠菜、黄瓜、大白菜、油菜、豆芽、茄子、韭菜等。

（3）少食多餐，将正餐的主食匀出一小部分作为加餐用。

（4）人的饮食量与饮食习惯有关，在不影响营养基础上，饥饿感可以通过一段时间的忍耐缓解。患者要相信减少食量并不一定会产生饥饿感。对糖尿病患者来说，重要的是营养平衡，过量饮食无疑会给机体有关脏器、组织带来负担。

（5）保持口味清淡，吃饭速度放慢，真正做到细嚼慢咽，也有助于降低食欲。

资料来源：学习强国，北京糖尿病防治协会组织.2型糖尿病患者自我管理一本通.人民卫生出版社,2015.

二、糖尿病足的Wagner分级及临床表现

表2-1　不同Wagner分级糖尿病足的临床表现

Wagner分级	临床表现
0级	有发生足部溃疡的危险因素,但目前无溃疡
1级	足部表浅溃疡,无感染征象,突出表现为神经性溃疡
2级	较深溃疡,常合并软组织感染,无骨髓炎或深部脓肿
3级	深部溃疡,有脓肿或骨髓炎
4级	局限性坏疽(趾、足跟或前足背),其特征为缺血性坏疽,通常合并神经病变
5级	全足坏疽

资料来源：中国知网，中华医学会糖尿病学分会.中国2型糖尿病防治指南（2020年版）（下）.中国实用内科杂志,2021,41(09):757—784.

实训二　外科护理技能综合实训

········ 案例一 ········
低血容量休克护理

[护理案例]

患者:赵先生,65 岁,汉族。

1. 主诉　车祸后多处疼痛 6 小时。

2. 现病史　患者 6 小时前因开车被撞击挤压受伤,导致头部、胸部、腹部疼痛,受伤后送当地医院就诊,行 CT 检查示脾破裂,腹穿抽出不凝血液。为进一步诊治,转本院急诊就诊。

3. 既往史　既往体健,无手术史。无特殊疾病史。

4. 个人史　已婚,否认传染病接触史。吸烟 20 年。

5. 家族史　父亲患慢性阻塞性肺疾病,母亲体健。

6. 过敏史　否认药物及食物过敏。

7. 体格检查

(1) 患者不配合。

(2) 体温 36.2℃,脉搏 115 次/分,呼吸 29 次/分,血压 90/75 mmHg,血氧饱和度 92%。

(3) 神志:模糊,无口唇紫绀,瞳孔左 3 mm、右 3 mm,对光反射灵敏。

(4) 皮肤黏膜和淋巴结:皮温低。

(5) 头颈:头颅无畸形,颈软无抵抗。

(6) 胸部:胸廓挤压征阳性,呼吸音减低。

(7) 心脏:心率 115 次/分,律齐,各瓣膜区未闻及明显病理性杂音。

(8) 腹部:腹部膨隆,腹肌紧张,压痛阳性。

(9) 脊柱:生理弯曲存在。

(10) 四肢:感觉、运动、反射、肌力均正常。

8. 辅助检查

(1) 实验室检查。血常规:红细胞计数 $3.35×10^{12}/L$、白细胞总数 $5.8×10^9/L$、血红蛋白 90 g/L,血钾 3.9 mmol/L,血钠 137 mmol/L,肝肾功能未见异常,血糖未见异常。

(2) CT 颅脑平扫、CT 全腹+盆腔平扫(3 部位)、CT 肋骨三维、CT 骨关节三维影像学表现:①两侧基底节区、侧脑室旁示多发斑片状、斑点状低密度影,边界不清。脑室,脑池未见明显异常。中线结构居中。左侧额颞顶枕部皮下软组织肿胀,颅骨未示错位性骨折。②脾脏形态欠规整,轮廓欠清,密度不均,周围脂肪间隙模糊,可见条索,斑片状高密度影。脾周、盆腔积液/血。肝脏大小、形态、密度未示异常,肝内外胆管未示明显扩张。胰腺未示明显异常。双肾未示明显异常,膀胱示导尿管影。前列腺大小、形态、密度未示明显异常。腹膜后、盆腔未示明显增大淋巴结。胃肠道未示明显异常。③肋骨三维示左侧第5~10肋、右侧第10~12肋骨质连续性中断,多发线状低密度影,部分断端错位;右侧第9肋局部走行扭曲;余两侧肋骨、胸骨及胸椎骨质连续,未见错位性骨折。右侧颈根部、左侧胸壁软组织肿胀积气。左侧胸腔示气体影,两肺多发条索、斑片状密度增高影,边界不清。两侧少量胸腔积液。④左右肩关节三维示左、右肩胛骨及双侧锁骨均未见明显骨折,周围软组织肿胀。

（3）影像学诊断:①多发腔隙性脑梗。左侧额颞顶枕部皮下软组织肿胀。脑实质未示外伤性改变。②考虑脾破裂表现,脾周、盆腔积液/血。③两侧多发肋骨骨折。④两肺渗出,左肺挫裂伤伴局部创伤性肺囊肿形成可能,两侧少量胸腔积液。左侧气胸。右侧颈根部、左侧胸壁软组织肿胀积气。

建议结合临床,短期复查。

9. 医疗诊断 创伤性脾破裂,低血容量休克,两侧多发肋骨骨折,气胸,左肺挫伤。

10. 诊疗过程 入院后急查:血常规、尿常规、便常规、血型、凝血功能、肝功能、肾功能、血糖、血脂、血电解质、心肌酶、动脉血气、动脉血乳酸盐、心电图等。遵医嘱对症支持治疗:吸氧,心电监护,静脉穿刺,输入晶体液和红细胞悬液扩容。请创伤外科、胸外科、普外科会诊。告知患者禁食禁饮,做好紧急术前准备,下病危通知。患者后续经扩容治疗,血压较稳定后,紧急行脾切除术,胸廓固定,术后转ICU继续治疗。

护理任务描述

1. 操作任务 阅读案例,按要求准备用物,并情景模拟相互配合完成三项操作。

（1）患者急诊入院时,遵医嘱为患者进行心电监护,具体采取的护理措施是什么?

（2）患者术后转入ICU后,遵医嘱为患者进行口腔护理,应采取的护理措施是什么?请实施正确宣教。

（3）患者转入ICU后,因自主呼吸不理想,气管插管1周后行气管切开。遵医嘱为气管切开的患者进行吸痰操作,具体的护理措施是什么?

2. 理论任务

（1）简述低血容量休克患者的护理评估。

（2）简述低血容量休克患者的治疗原则和最常见的死因。

（3）提出低血容量休克患者的主要的护理诊断/合作性问题。

（4）叙述护士如何配合医生,抢救低血容量休克患者。

◈ 问题解析 》》》

1. 操作任务

（1）心电监护技术。

（2）口腔护理操作技术。

（3）气管切开护理技术。

2. 理论任务

（1）护理评估：

①评估病史：有无外伤大出血病史，或严重腹泻、肠梗阻、大面积烧伤等失液史。是否存在严重的感染和脓毒症。发病以来是否进行补液等治疗干预。②评估神志：休克早期兴奋、烦躁不安；休克加重时表情淡漠、意识模糊、反应迟钝，甚至昏迷。若神志清醒，说明循环血量已基本满足。③评估生命体征：脉搏的变化先于血压变化。早期脉率在血压改变之前加快，病情加重时脉速减弱，甚至摸不到。收缩压常低于 90 mmHg，脉压低于 20 mmHg，表示休克存在。休克早期呼吸加快，加重时呼吸急促、变浅、不规则，若增至 30 次/分以上或降至 8 次/分以下，则表示病情危重。多数休克患者体温偏低，但合并感染时可发热，若体温突升至 40℃ 以上或降至 36℃ 以下，则提示病情危重。若血压回升、脉压增大，表明休克好转。④评估皮肤色泽及温度：休克早期皮肤和口唇黏膜苍白，四肢发冷；休克晚期可出现发绀，皮肤呈花斑状，甚至有瘀斑，皮肤湿冷。如果肢体皮肤干燥、红润，四肢转暖，说明末梢循环恢复。⑤评估尿量：若尿量＜25 ml/h，表示血容量不足或肾血管收缩；如果血压正常但尿量仍少且比重偏低者，提示有急性肾衰可能。若尿量≥30 ml/h 时，提示血容量已基本补足，休克好转。⑥辅助检查：三大常规，动脉血气分析，凝血功能，血液生化检查、中心静脉压、肺毛细血管楔压，影像学检查等，实时追踪休克的状态和治疗效果。

（2）低血容量休克的治疗原则是：迅速恢复有效循环血量，纠正微循环障碍和体液失衡，尽早祛除病因，保护重要脏器功能，预防 MODS。

低血容量休克最常见的死因是：多器官功能障碍综合征（MODS）。

（3）根据病情，可提出如下护理诊断/合作性问题：①体液不足，与大量失血失液有关。②有体温失调的危险，与组织灌注不足有关。③气体交换受损，与微循环障碍、缺氧和呼吸形态改变有关。④有感染的危险，与免疫力下降、接受侵入性治疗有关。⑤有受伤的危险，与烦躁不安、意识模糊有关。⑥潜在并发症：呼吸衰竭、急性肾衰等。

（4）抢救措施：

①补充血容量：迅速建立至少两条静脉通路，遵医嘱补液和用药。②保持呼吸道通畅：解除气道压迫，清除呼吸道分泌物或异物，给氧，必要时配合医生气管插管或气管切开，给予呼吸机辅助呼吸。③处理原发伤：配合医生止血包扎，固定制动。④其他措施：如镇静止痛、保暖等。

◈ 拓展思考 》》》

什么是限制性液体复苏？

解析:快速大量的静脉补液可能引起稀释性凝血功能障碍、组织水肿、酸中毒等并发症,严重扰乱机体对失血的代偿机制,并加速机体内环境的恶化。限制性液体复苏,又称延迟液体复苏、低血压性液体复苏,是指通过控制液体输注的速度和液体量,使机体血压维持在较低水平,直至彻底止血。其目的是在一定时间界限内寻求复苏平衡点,如此既可以适当恢复组织血流灌注,又不扰乱机体的代偿机制和内环境,提高抢救成功率。

知识链接

关于无偿献血你了解多少?

- 《献血法》1998 年实施。
- 国家提倡 18 周岁至 55 周岁的健康公民自愿、无偿献血。
- 血液初筛检查包括什么?

血红蛋白测定:男≥120 g/L,女≥115 g/L;丙氨酸氨基转移酶符合相关要求;乙型肝炎病毒表面抗原检测符合相关要求;丙型肝炎病毒(HCV 抗体)检测符合相关要求;艾滋病病毒(HIV 抗体)检测符合相关要求;梅毒试验符合相关要求。

- 一次献血多少合适?

国家提倡一次献血 200 ml、300 ml 或 400 ml,具体献血量会根据献血者的体重、血红蛋白含量及其他健康状况综合考虑。

- 献血有什么好处?

救助患者,利人利己;献血者及家庭成员可享受相应的用血优待政策。

资料来源:学习强国,张尼.世界献血者日来了,关于无偿献血你了解多少.中国新闻网.2019－06－14.

案例二
急性阑尾炎护理

[护理案例]

患者:李先生,30 岁,汉族。

1. 主诉　转移性右下腹疼痛 10 小时。

2. 现病史　患者于 10 小时前无明显诱因出现上腹部疼痛,呈阵发性胀痛,无畏寒、发热;伴恶心、呕吐 2 次,呕吐物为胃内容物。约 3 小时前患者上腹疼痛转移至右下腹部,呈持续性胀痛,现为求进一步治疗,来我院就诊。门诊血常规:白细胞总数 $15.2×10^9$/L,中性粒细胞 88%。阑尾彩超:右下腹异常回声,考虑阑尾炎可能。以"急性阑尾炎"收入我科,准备手术治疗。发病以来患者精神疲倦,胃纳差,睡眠差,小便正常,大便未解。

3. 既往史　既往体健,无特殊疾病史,无手术史。

4. 个人史　已婚,无特殊毒物接触史;无烟酒及其他不良嗜好。

5. 家族史　家族中无类似病史,无家族性遗传病史。

6. 体格检查　体温 37.9℃,脉搏 88 次/分,呼吸 18 次/分,血压 120/75 mmHg。发育正常,营养中等,意识清晰,自主体位,急性病容,表情痛苦,检查合作。无贫血貌,未见皮疹、出血点,全身浅表淋巴结未触及肿大。心肺无异常。腹肌软,右下腹压痛,以麦氏点明显,无反跳痛,无液波震颤,肠鸣音减弱,全腹未触及包块、肿块。结肠充气试验阳性,腰大肌试验阴性,闭孔内肌试验阴性。

7. 辅助检查

(1) 血常规:白细胞总数 $15.2×10^9/L$,中性粒细胞 88%,淋巴细胞 25%。

(2) 阑尾彩超:右下腹异常回声,考虑阑尾炎可能。

8. 医疗诊断　急性阑尾炎。

9. 诊疗过程　入院后进一步完善相关化验检查、腹部 B 超、X 线胸部平片、CT、直肠指诊等,尽快行阑尾切除手术治疗。

护理任务描述

1. 操作任务　阅读案例,按要求准备用物,并情景模拟相互配合完成两项操作。

(1) 为患者术前备皮,应采取的护理措施是什么?

(2) 术后如何为患者换药,应采取的护理措施是什么?

2. 理论任务

(1) 叙述急性阑尾炎的症状与体征。

(2) 根据目前所收集的患者的健康资料,提出主要的护理诊断/合作性问题。

(3) 针对患者情况,提出正确的术后护理措施。

(4) 请对患者进行正确的健康指导。

问题解析

1. 操作任务

(1) 备皮技术。

(2) 外科换药技术。

2. 理论任务

(1) 急性阑尾炎的症状和体征:①腹痛:腹痛开始的部位多在上腹部、剑突下或脐周围,约经 6~8 小时或十几小时后,腹痛部位逐渐下移,最后固定于右下腹部。②胃肠道反应:恶心、呕吐最为常见。早期的呕吐多为反射性,常发生在腹痛的高峰期,呕吐物为食物残渣和胃液,晚期的呕吐则与腹膜炎有关。③全身反应:急性阑尾炎初期,部分患者自觉全身疲乏、四肢无力或头痛、头晕。④右下腹固定压痛及反跳痛。

(2) 根据病情,可提出如下护理诊断/合作性问题:①疼痛:腹痛,与术前阑尾炎刺激腹膜及术后腹部切口有关。②焦虑,与担心手术效果及预后有关。③知识缺乏,缺乏相关防治知识。④自理能力下降,与术后切口疼痛有关。⑤潜在并发症:出血、粘连性肠梗阻等。

(3)阑尾切除术的术后护理措施:①监测生命体征并准确记录;加强巡视,注意倾听患者主诉,观察患者体征变化,发现异常及时通知并配合处理。②安置卧位:术后平卧6小时后,生命体征平稳者可取半卧位。鼓励患者术后早期在床上翻身、活动肢体,待麻醉反应消失后即下床活动,以促进肠蠕动恢复,减少肠粘连的发生。③饮食:肠蠕动恢复前暂禁食。肛门排气后,逐步恢复饮食。④控制感染:遵医嘱及时应用有效的抗生素。高热患者给予物理降温。⑤缓解疼痛:协助患者取舒适体位,如半卧位,可放松腹肌,减轻腹部张力,缓解疼痛。疼痛剧烈时,遵医嘱给予镇痛或镇静、解痉药。⑥心理社会支持:给予心理支持,针对疾病做好相关知识宣教,缓解患者焦虑情绪。

(4)阑尾切除术相关的健康指导:

①指导患者注意饮食卫生,避免暴饮暴食、生活不规律、过度疲劳和腹部受凉等致病因素。②向患者介绍阑尾炎治疗、护理知识。③告知手术准备及术后康复方面的相关知识及配合要点。④术后鼓励患者早期下床活动,以防止发生肠粘连甚至粘连性肠梗阻。⑤术后告知患者,如有急、慢性腹痛,恶心、呕吐等腹部不适应及时复诊,避免慢性阑尾炎急性发作。

拓展思考

腹腔镜下阑尾切除术。

解析:自1987年发明腹腔镜并应用于胆囊切除术以来,腹腔镜的用途不断得到开发,适应证不断增加。目前,腹腔镜阑尾切除术已被广泛运用于单纯性阑尾炎、择期性阑尾炎,或对阑尾炎诊断不肯定者。选用腹腔镜不仅可用于治疗,还可帮助诊断。但对于曾行下腹部手术、局部有粘连者并不适用。行腹腔镜阑尾切除术的患者除了创伤和疼痛较少之外,炎性的阑尾可自套管中取出,完全不接触伤口,使伤口感染的机会减到最低,大大缩短术后恢复时间,患者更乐于接受。

知识链接

内镜逆行阑尾炎治疗术:阑尾发炎不一定开刀了?

阑尾切除术是外科治疗急性阑尾炎的较好选择。但和其他的手术一样,阑尾切除术同样存在一定的并发症风险。

内镜逆行阑尾炎治疗术(ERAT)治疗是在结肠镜下经自然管腔(结肠)进行阑尾腔插管、造影,通过阑尾腔冲洗、网篮或球囊取出粪石、支架扩张狭窄阑尾腔、引流脓液等多种手段,治疗阑尾炎。不仅能快速降低阑尾腔内压力,迅速消退疼痛症状,还能避免外科手术后切口疼痛。医生通过直接解决急性阑尾炎的病因,达到治疗阑尾炎的目的,还可完整保留阑尾及其功能。

这项新技术主要适用于由粪石进入阑尾管腔内导致的不畅,从而诱发的急慢性阑尾炎、阑尾周围脓肿或腹腔脓肿等病症。

但有了内镜阑尾逆行治疗术,并不意味着急性阑尾炎都不用外科手术切除了。因为该技术毕竟有一定适应证和禁忌证,还不能完全替代外科腹腔镜甚至开腹切除术。例如,患者存在阑尾坏疽、阑尾穿孔或不能耐受肠镜检查等,则不适宜采用该治疗方案。

资料来源:学习强国,杨民.内镜逆行阑尾炎治疗术:阑尾发炎不一定开刀了.晚霞报.2023-09-25.

案例三
肠梗阻护理

[护理案例]

患者:吕女士,55岁,汉族。

1. 主诉　腹胀伴恶心呕吐半月,停止排便8天。

2. 现病史　患者于半月前无明显诱因出现腹胀,伴恶心、呕吐胃内容物,用开塞露后曾排少量便,8天前开始无排便,1天前晨起曾有一次自主排气。1天前来我院就诊,行腹平片及腹部CT检查提示肠梗阻,予禁食禁水、静脉补液、抗炎治疗,期间予两次灌肠后曾有排气及少量排便。现因腹胀无缓解,为进行进一步诊疗,以"肠梗阻"收入院。患者自本次发病以来,精神差,食欲差,睡眠差,排便同上,排尿正常,体重有下降趋势。

3. 既往史　既往体健,无特殊疾病史,无手术史。半年前右踝及右足骨折病史,予保守治疗。

4. 个人史　已婚,否认吸烟史;否认饮酒史。否认药物嗜好。否认疫水疫区接触史。无工业毒物、粉尘、放射性物质接触史。

5. 家族史　父母体健,否认家族遗传性病史。

6. 体格检查　体温36.5℃,脉搏80次/分,呼吸18次/分,血压120/70 mmHg。

(1)一般情况:发育正常,营养良好,体型适中;自主体位,步入病区;正常面容,呼吸平稳;问答切题,查体合作;全身皮肤黏膜无黄染,无瘀点瘀斑,无出血点,全身浅表淋巴结无肿大;颈软,无抵抗,颈静脉无充盈,气管居中,胸部外形正常,叩诊双肺呈清音,双侧呼吸运动对称;双肺呼吸音清,双肺未闻及湿啰音、干啰音;心率79次/分,律齐,杂音未闻及,双下肢无浮肿,病理呈阴性。

(2)专科检查:腹部膨隆,无胃肠型,无胃肠蠕动波,无腹壁静脉曲张,腹壁柔软,未见腹部陈旧性手术疤痕,无腹部包块,无腹部压痛、无腹部反跳痛、无肌紧张,未触及肝、脾,无肝区叩击痛,无肾区叩击痛,胃振水音阴性,无移动性浊音,肠鸣音减弱。

(3)直肠指诊:肛门口可见外痔皮赘,进指约7 cm。直肠壁未触及肿物,退指指套无染血。

7. 辅助检查

（1）实验室检查：

血常规：白细胞总数 $8.9 \times 10^9 / L$，中性粒细胞 71.9%，血红蛋白 145 g/L，血小板 $384 \times 10^9 / L$；

凝血：D-二聚体 0.42 mg/L；

生化：丙氨酸氨基转移酶 39 U/L，天门冬氨酸氨基转移酶 23 U/L，尿素 9.90 mmol/L，肌酐 74 $\mu mol/L$，葡萄糖 6.87 mmol/L，钾 5.0 mmol/L，钠 137 mmol/L，超敏 C 反应蛋白 3.05 mg/L，淀粉酶 45 U/L；

尿常规：红细胞 6 个/μL，白细胞 35 个/μL，尿蛋白（＋），酮体（＋＋）。

（2）X 线检查　立位腹平片：双膈下未见游离气体影，结肠内未见气粪影，中上腹小肠积气扩张，见多发宽大气液平面，呈阶梯状排列。

（3）CT 检查报告：乙状结肠近端局部管壁僵硬、不规则增厚，长约 3.4 cm。结肠、回肠及部分空肠肠管扩张，见宽大气液平面，最宽约 6.0 cm。

8. 医疗诊断　急性肠梗阻、腹腔重度感染。

9. 诊疗过程　入院后进一步完善相关辅助检查（血常规、生化、凝血功能，完善传染病筛查、心电图、胸片等），遵医嘱对症支持治疗（禁食禁水、胃肠减压、灌肠及肛管排气，抗感染、静脉营养支持治疗），手术治疗（全麻下行剖腹探查＋肠粘连松解术）。

🔲 护理任务描述 ▷▷▷

1. 操作任务　阅读案例，按要求准备用物，并情景模拟相互配合完成两项操作。

（1）遵医嘱为患者进行肥皂水灌肠，应采取的护理措施是什么？

（2）遵医嘱为患者进行胃肠减压，应采取的护理措施是什么？

2. 理论任务

（1）叙述肠梗阻的主要症状。

（2）简述绞窄性肠梗阻的概念和表现。

（3）根据目前所收集的患者的健康资料，提出主要的护理诊断/合作性问题。

（4）请为患者进行正确的健康指导。

🔲 问题解析 ▷▷▷

1. 操作任务

（1）大量不保留灌肠技术。

（2）胃肠减压技术。

2. 理论任务

（1）肠梗阻的主要症状：①腹痛：机械性肠梗阻表现为阵发性腹部绞痛；绞窄性肠梗阻者表现为腹痛间歇期缩短，呈持续性剧烈腹痛伴阵发性加重；麻痹性肠梗阻者表现为全腹持续性胀痛。②呕吐：高位肠梗阻呕吐发生较早且频繁；低位肠梗阻呕吐出现较晚，呕吐物可呈粪样;麻痹性肠梗阻时呕吐呈溢出性;绞窄性肠梗阻呕吐物为血性或棕褐色液体。③腹胀:高位肠梗阻腹胀较轻;低位肠梗阻腹胀明显;麻痹性肠梗阻则表现为均匀性全腹胀;绞窄性肠梗阻时腹胀多不对称。④肛门停止排气排便:完全性肠梗阻,出现排便排气停止;绞窄性肠梗阻可排血性黏液样便。

（2）绞窄性肠梗阻的概念和表现:肠梗阻发生后,伴有肠管血运障碍者称之为绞窄性肠梗阻。若患者出现下列表现,应警惕可能发生了绞窄性肠梗阻:①腹痛发作急,表现为持续性剧痛伴阵发性加重,呕吐出现早而频繁。②腹膜刺激征明显,体温升高、脉搏增快、血白细胞计数增高。③病情发展快,休克出现早且难纠正。④腹胀不对称,腹部触及压痛性包块。⑤移动性浊音或气腹征阳性。⑥呕吐物、胃肠减压抽出物、肛门排泄物或腹腔穿刺抽出物为血性。⑦腹部X线检查见孤立、胀大的肠襻,位置固定不变,或有假肿瘤状阴影。

（3）主要的护理诊断/合作性问题:①急性疼痛,与肠蠕动增强、肠壁缺血有关。②体液不足,与频繁呕吐、胃肠减压有关。③潜在并发症:吸入性肺炎、肠瘘、肠粘连、感染性休克。④知识缺乏,缺乏肠梗阻防治知识。

（4）急性肠梗阻相关健康指导:①调整饮食:少食辛辣刺激性食物,宜进高蛋白、高维生素、易消化吸收的食物。避免暴饮暴食,饭后忌剧烈运动。②保持排便通畅:便秘者应通过调整饮食、腹部按摩等方法保持大便通畅,无效者可适当给予缓泻剂,避免用力排便。③自我监测:指导患者自我监测病情,若出现腹痛、腹胀、呕吐、停止排便等不适,及时就诊。

拓展思考

粘连性肠梗阻的诊断依据?

解析:粘连性肠梗阻是肠粘连或肠管被粘连带压迫所致的肠梗阻。主要在腹腔内手术、炎症、创伤、出血、肿瘤等引起肠粘连的基础上,由于肠功能紊乱、饮食不当、剧烈活动、体位突然改变等因素而诱发。临床上典型的粘连性肠梗阻表现有腹痛、呕吐、腹胀、肛门停止排气排便等。

知识链接

突发肠梗阻,应该如何预防和避免?

1. 肠道梗阻的临床表现包括以下几种症状,患者及家属可以以此对照。

（1）腹痛:一般为阵发性剧烈腹部绞痛。

（2）恶心呕吐:恶性呕吐在梗阻后很快即可发生,然后即进入一段静止期。

（3）腹胀:腹胀一般在梗阻发生一段时间以后开始出现。

（4）无排便排气:在完全性梗阻发生后排便排气即停止。

（5）休克:随着梗阻时间持续,可出现脉搏细速、血压下降、面色苍白、眼球凹陷、皮肤弹性减退、四肢发凉等征象。

2. 如何避免及预防肠梗阻?可以从以下几个方式来预防。

（1）吃饱后不要剧烈运动。

（2）对一些年老便秘的患者，要及时地纠正便秘或养成良好的排便习惯。

（3）及早发现肠道的肿瘤，及早治疗。

（4）腹部手术的患者，尽早下床活动，以避免肠粘连、肠梗阻。

资料来源：学习强国，陆康洁，沈江江.每日健康：突发肠梗阻，应该如何预防和避免.扬州学习平台.2021－03－25.

··········· **案例四** ···········
前列腺增生护理

［护理案例］

患者：王先生，68 岁，汉族。

1. **主诉** 尿频、尿急 2 年，加重伴尿痛、排尿困难 7 天。

2. **现病史** 患者 2 年前无明显诱因出现夜尿增多，伴排尿费力、尿不尽。半年前曾在外院就诊，确诊为前列腺增生，一直服药物至今，服药效果不明显。一周前因受凉症状加重，出现尿痛、排尿困难，前来我院急诊就诊。第二天转入泌尿科。入院见：尿频、尿急、尿痛，有急迫性尿失禁，夜间排尿约 5～7 次；无发热、咳嗽，无胸闷、喘憋等；尿色深黄，未见明显肉眼血尿；饮食正常，大便正常（1 日 1 次），未见便血及黑便。近 1 年体重未见减轻。

3. **既往史** 高血压病史 30 年，规律口服硝苯地平控释片 30 mg（每天 1 次），厄贝沙坦氨氯噻嗪片 1 片（每天 1 次），血压控制良好。否认冠心病、糖尿病、脑梗、脑出血等慢性病。

4. **个人史** 已婚，吸烟史 20 余年，戒烟 1 年。

5. **家族史** 父亲患高血压，母亲患糖尿病。

6. **体格检查** 体温 36℃，脉搏 87 次/分，呼吸 16 次/分，血压 170/100 mmHg。发育正常，营养良好，正常面容，神志清，查体合作。无贫血貌，未见皮疹、出血点，全身浅表淋巴结未触及肿大。心肺无异常，腹平软，无包块，腹部平软，无压痛、反跳痛。双肾区无叩击痛，耻骨上未触及胀大膀胱，尿道外口未见狭窄。肾功能正常。

7. **辅助检查**

（1）实验室检查

血常规：白细胞总数 5.9×10^9/L，中性粒细胞 70%，淋巴细胞 30%，血小板 240×10^9/L，红细胞总数 4.09×10^{12}/L，血红蛋白 130 g/L。

总前列腺特异抗原 3.23 ng/ml。

尿常规：白细胞总数正常。尿培养阴性。

（2）影像学检查

泌尿系超声：膀胱结石，前列腺增生伴钙化，残余尿 65 ml。

泌尿系 CT 平扫：前列腺增大，其内钙化，建议详查。

泌尿系 CT 增强：前列腺增生伴钙化强化欠均，必要时行 MRI 检查。

盆腔核磁：前列腺增生。

（3）病理检查：前列腺穿刺活检为良性前列腺增生。

8. 医疗诊断　入院诊断：①前列腺增生。②尿潴留。

9. 诊疗过程　综合患者表现，本人要求手术且符合手术指征。完善各项术前检查后，评估重要脏器功能，留置导尿，指导患者正确咳嗽、有效排痰，于入院第 3 天行经尿道前列腺切除术。手术顺利，安返病房。术后生命指征平稳。遵医嘱留置导尿，进行膀胱冲洗的护理。

护理任务描述 ▶▶▶

1. 操作任务　阅读案例，按要求准备用物，并情景模拟相互配合完成两项护理操作。

（1）遵医嘱为患者膀胱冲洗，应采取的护理措施是什么？

（2）遵医嘱为患者留置导尿，应采取的护理措施是什么？

2. 理论任务

（1）简述前列腺增生患者的早期症状。

（2）简述良性前列腺增生有哪些危害？

参考答案 ▶▶▶

1. 操作任务

（1）膀胱冲洗技术。

（2）留置导尿技术。

2. 理论任务

（1）前列腺增生患者的早期症状如下：①排尿次数增多：排尿次数比往常增多，远超白天 3～4 次、夜间 1～2 次的正常情况，且排尿时间间隔短，时时有尿意。②排尿不畅：当感到有尿意时，无法立即排出尿液，且尿流变细，排出无力，射程也不远，有时从尿道口呈线样滴沥而下。③夜间尿失禁：夜间睡觉时尿液排出不受控制，严重者尿失禁可见于白天。④排尿中断：患前列腺增生后，尿液里的结晶体容易凝集，形成膀胱结石，造成排尿突然中断。对于中老年人，出现排尿中断和膀胱结石多提示前列腺增生。

（2）良性前列腺增生的危害：①尿频：指排尿次数增多，尤其夜尿次数增多。超过 2 次，往往是前列腺增生的早期症状。尿频患者每次排的尿量不多，慢慢地，其膀胱的容量越来越小，排尿间隔时间更为缩短。老年人本来睡眠质量就不佳，加之每晚起夜 5～6 次，日久天长，势必对身体产生不利影响。②排尿无力、尿线变细：由于增生前列腺的阻塞和尿道受压迫，患者排尿要使用更大的力量克服阻力，以致排尿无力，尿线变细，射程也不远。③血尿：增生的前列腺组织充血且表面血管丰富，老年人排尿或排便时腹部用力，腹内压加大就容易引起血管破裂导致肉眼血尿。④尿潴留：前列腺增生较重的患者，梗阻严重时可因受凉、饮酒、憋尿时间过长或感染等原因导致不能排尿，膀胱极度膨胀，患者非常痛苦。⑤排尿疼痛与尿急：前列腺增生时，由于膀胱中的尿液排不干净，容易引起细菌感染，排尿时感到疼痛，一有尿意便迫不及待要排尿。⑥肾盂积水和尿毒症：前列腺增生病情较重、患病时间较长的患者，由于膀胱和上尿路代偿功能不全，可导致输尿管和肾盂积水，继续发展可引发尿毒症，表现为食欲缺乏、恶心、呕吐等。由于此类症状起初相对隐蔽，缺乏特异性，容易被误诊为消化道疾病。

拓展思考

作为一名专科护士，应如何对前列腺患者实施健康宣教？

解析：前列腺患者的健康宣教内容应包括：①健康饮食：饮食应以清淡、易消化为佳，多吃蔬菜、水果，少吃辛辣刺激及油腻食品。②减少前列腺充血的风险：戒酒，慎用壮阳食物和药物，减少前列腺充血的风险。③切忌长时间憋尿：以免损害逼尿肌功能而加重病情。④适度运动：适度进行体育活动，有助于增强免疫力，并可改善前列腺局部的血液循环。⑤坐立结合：前列腺患者不宜久坐，需减少或避免需要久坐的活动。

知识链接

哪些因素会导致前列腺癌的发生？

前列腺癌是指发生在前列腺的上皮性恶性肿瘤，通常指前列腺腺癌，有以下几种致病因素。

（1）年龄因素：前列腺癌主要发生于老年男性。据统计 95% 发生于 60 岁以上的老年人，前列腺癌的发生率随年龄增长而增加。

（2）遗传因素：有前列腺癌家族史的男性，前列腺癌的发病风险也会大大增加。

（3）性激素因素：绝大部分的前列腺癌细胞表面有男性性激素的感受器，而失去男性性激素的刺激，前列腺癌细胞就会萎缩退化。因此，性激素分泌越多的人，罹患前列腺癌的风险也就越高。

（4）饮食因素：高动物脂肪饮食的摄入，缺乏运动，缺乏木脂素类食物摄入，黄体酮的低摄入，过多地摄入腌肉制品、羊肉、牛肉，阳光照射不足等均会导致前列腺癌。

（5）其他因素：肥胖、吸烟、手术也能增加前列腺癌的发病率。另外也有研究表明良性前列腺增生，缺少锻炼，放射线或性传染的病毒可能会增加前列腺癌的发病风险。

资料来源：梁朝朝，夏术阶.前列腺疾病解读.北京：人民卫生出版社，2018.01.

··· **案例五** ···

股骨颈骨折护理

[护理案例]

患者:王女士,86岁,汉族。

1. **主诉** 右髋疼痛,不能自主活动5天。

2. **现病史** 患者于5天前在家中不慎摔倒,右髋部着地,伤后右髋疼痛,意识清醒,不能主动活动,不能起立、行走,无头昏心慌等不适,患者摔伤前右髋部无肿痛及功能活动障碍。入院急诊,进行X线检查,提示右股骨颈骨折,为求进一步诊治收治入院。患者近期神志清,精神可,饮食睡眠可,大小便正常。体重未见明显变化。

3. **既往史** 患冠心病30年,20年前行冠状动脉支架植入术。高血压20年,药物控制良好,否认糖尿病、否认高脂血症。6月前下肢静脉血栓形成进行抗凝治疗。

4. **个人史** 已婚,无吸烟饮酒史。

5. **家族史** 双亲已故,自然死亡。

6. **体格检查** 体温36.8℃,脉搏74次/分,呼吸20次/分,血压120/90 mmHg,双肺呼吸音清,未闻及干湿啰音,心律齐,腹软。脊柱无明显畸形,生理弯曲可。双上肢肌力正常,右髋未见皮肤瘀伤,右下肢外旋、外展、短缩畸形,大粗隆叩击痛(+),足跟叩击痛(+),未触及异常浮动感及骨擦音。患肢远端血运可,足背动脉搏动尚好,双下肢皮肤感觉稍减退,双侧小腿远端稍肿胀,皮肤颜色发深,皮温不高。

7. **辅助检查** 数字骨盆正位+右髋侧位X线摄影:右股骨颈缩短,骨质断裂,远侧断端向后外移位。右股骨头骨质疏松。左髋关节对位尚可,髋臼缘硬化,间隙不窄。左股骨头骨质疏松。

8. **医疗诊断** 股骨颈骨折(右)。

9. **诊疗过程** 入院后进一步完善检查,结合患者病史、查体、辅助检查,股骨颈骨折诊断基本明确。术前检查完善,未见明显手术禁忌,在椎管内麻醉下行人工股骨头置换术,手术过程顺利,术后安返病房。患者术后恢复过程顺利,患肢足背动脉搏动良好,足趾踝关节感觉运动良好。

护理任务描述

1. **操作任务** 阅读案例,按要求准备用物,并情景模拟相互配合完成三项操作。

(1)为患者进行轮椅转运,应采取的护理措施是什么?实施正确宣教。

(2)指导患者使用助行器。

(3)遵医嘱为患者进行输血,应采取的护理措施是什么?

2. **理论任务**

(1)简述股骨颈骨折患者的主要临床表现。

（2）简述患者术后有哪些潜在并发症。

（3）根据目前所收集的健康资料,可提出哪些护理诊断/合作性问题?

（4）若患者发生肺部感染应采取哪些护理措施?

（5）请为患者进行正确的康复指导。

问题解析

1. 操作任务

（1）轮椅转运技术。

（2）助行器使用技术。

（3）静脉输血技术。

2. 理论任务

（1）股骨颈骨折多发生于中老年女性,患者跌倒后出现髋部疼痛,患肢活动障碍,不能站立或行走;患肢呈缩短、外旋畸形;髋部有压痛,叩击足跟部或大粗隆部时髋部疼痛,大转子明显突出。

（2）术后潜在的并发症有髋关节脱位、下肢深静脉血栓及肺栓塞、伤口感染、压疮、肺部感染、泌尿系统感染、便秘等。

（3）根据目前收集的资料,可提出如下护理诊断/合作性问题。①焦虑,与疼痛、长期卧床及担心致残有关。②疼痛,与骨折创伤有关。③躯体移动障碍,与疼痛、骨折和牵引固定等有关。④潜在并发症:下肢深静脉血栓、肺部感染、压疮、骨折不愈合、伤口感染等。⑤知识缺乏,缺乏骨折及相关的康复知识。

（4）若患者发生肺部感染,应叮嘱患者遵医嘱按时服药;指导患者进行有效排痰,可协助进行翻身、拍背,必要时进行雾化吸入;同时保持室内空气新鲜、洁净,注意通风;鼓励患者多饮水,每日 1 500～2 000 ml;饮食应包含足够热量、蛋白质和维生素,避免油腻、辛辣刺激食物;高热时可采用酒精擦浴和冰袋等措施物理降温,以逐渐降温为宜。

（5）股骨颈骨折相关康复指导:指导患者平卧位,下肢抬高,保持下肢外展中立位,防止髋关节内收内旋;必要时指导患者穿丁字矫正鞋以保证患足置于中立位,防止内旋、外旋和足下垂。康复期指导患者做患肢股四头肌等长收缩、踝关节和足趾屈伸旋转运动,防止下肢深静脉血栓、肌萎缩和关节僵硬。一般 8 周后复查 X 线检查,若无异常可去除牵引后在床上坐起;3 个月后骨折基本愈合,可先扶双拐患肢不负重活动,后逐渐换单拐部分负重活动;6 个月后复查 X 线检查显示骨折愈合牢固后,可弃拐完全负重行走。股骨头置换术后应注意避免盘腿,避免深蹲,防止关节脱位。

拓展思考

人工股骨头置换术的适应症有哪些?

解析:人工股骨头置换术适用全身情况较好,有明显移位或旋转,且股骨头缺血坏死的高龄股骨头下骨折的患者或已合并骨关节炎者。

知识链接

老年人跌倒怎么办?

在现实生活中,老年人跌倒的事件屡见不鲜,但摔倒了该怎么办呢?

老年人一旦发生跌倒,周围的人不要急于将其扶起,要分情况进行处理。老年人多有骨质疏松,跌倒后极有可能已造成了骨折。因脑出血或蛛网膜下腔出血而跌倒的老年人,盲目地扶起老人,还可能会导致病情的加重。如果老年人意识清醒,要认真询问,仔细检查肢体是否有活动障碍,依次检查颈部、躯干、四肢,确定能够搬动时再安排合适的体位。

摔伤后切不可麻痹大意,部分老年人对疼痛不敏感,应注意摔伤后疼痛、瘀血、肿胀程度,及时就医,避免出现严重问题。根据情况将老年人扶起或立即拨打急救电话。如果老年人意识不清,无相关专业知识,不要随便搬动,以免加重病情,应立即拨打急救电话。

资料来源:学习强国,李均雁.老年人跌倒怎么办.中国中医药报,2019-09-26.

实训三　妇产科护理技能综合实训

案例一
临产护理

[护理案例]

患者:王女士,26岁,汉族。

1. 主诉　孕39周,阵发性腹痛3小时。

2. 现病史　患者平时月经规则,停经49天时出现畏寒、头晕、乏力、嗜睡、恶心、晨起呕吐等症状,测尿人绒毛膜促性腺激素(＋),B超提示"宫内早孕(单胎)"。孕20周时自感胎动至今,孕期产检均正常。2天前出现少量的阴道流血,偶有一过性的下腹部轻微胀痛,3小时前出现阵发性腹痛,无阴道流水、流血、头晕、头疼等症状,即来院就诊。

3. 既往史　既往体健,否认肝炎、结核等传染病史及接触史,无手术及重大外伤史,无药物过敏史,无输血献血史及其他特殊病史。

4. 个人史　出生于北京,职员,无外地长期居住史及疫区接触史,无烟酒等不良嗜好。

5. 婚姻史　22岁初婚,夫妻关系和睦,爱人体健。

6. 月经及生育史　14岁,4～6天/28～30天,末次月经为2023年1月7日,月经量中等,颜色暗红,无痛经及月经不调,孕1产0。

7. 家族史　父母健在,家庭成员健康,否认家族遗传病及传染病史。

8. 体格检查　体温36.5℃,脉搏83次/分,呼吸18次/分,血压110/70 mmHg。身高165 cm,体重70 kg,发育正常,营养良好,正常面容,神志清醒,精神可,自主体位,查体合作。无贫血貌,未见皮疹、出血点,全身浅表淋巴结未触及肿大。心肺无异常,腹膨隆。宫高:32 cm,腹围:100 cm,骨盆外测量:24 - 26 - 19 - 9 cm,现宫缩为30～40秒/5～6分钟,先露为头,胎心率:130次/分,胎动正常。

9. 辅助检查

(1) 实验室检查:红细胞$3.8×10^{12}$/L,白细胞$9.0×10^9$/L,血小板$290×10^9$/L,血红蛋白120 g/L;尿糖阴性,尿酮体阴性,尿蛋白阴性;白带Ⅱ度,霉菌阴性,滴虫阴性。

(2) 腹部B超:宫内单活胎,胎方位LOA,双顶径9.3 cm。

10. 医疗诊断　孕1产0,孕39周单活胎,临产。

11. 诊疗过程　入院后进一步完善相关辅助检查,包括血型(ABO＋RH)、心电图、传染病四项(乙肝、丙肝、艾滋病、梅毒)、优生四项(巨细胞病毒、单纯疱疹病毒、风疹病毒、弓形虫)、凝血功能、血糖、血沉、肝肾功能等。遵医嘱进行胎心监护及严密监测产程进展及对症处理。

⧉ 护理任务描述 ▶▶▶

1. 操作任务　阅读案例,按要求准备用物,并情景模拟完成评估产程进展的护理操作。为临产孕妇评估产程进展,应采取的护理措施是什么? 实施正确宣教。

2. 理论任务

(1) 简述先兆临产的诊断。

(2) 简述临产的诊断。

(3) 针对孕妇情况,根据目前所收集的孕妇的健康资料,可提出哪些护理诊断/问题?

(4) 若孕妇临产中出现胎膜破裂,护士如何配合治疗?

(5) 请为孕妇做临产相关知识的健康指导。

⧉ 问题解析 ▶▶▶

1. 操作任务　阴道检查评估技术。

2. 理论任务

(1) 分娩发动前,出现预示孕妇不久将临产的症状称为先兆临产。孕妇在分娩发动前,常出现假临产。其特点是宫缩持续时间短且不恒定,间歇时间长且不规律,宫缩强度不增加,常在夜间出现、清晨消失,宫缩引起下腹部轻微胀痛,宫颈管不短缩,宫口扩张不明显,给予镇静剂能抑制假临产。多数初孕妇临产时感到上腹部较前舒适,进食量增多,呼吸较轻快,系胎先露部下降进入骨盆入口使宫底下降的缘故,同时因光路部分压迫膀胱常有尿频症状。在分娩发动前 24～48 小时内,因宫颈内口附近的胎膜与该处的子宫壁分离,毛细血管破裂后经阴道排出少量血液,与宫颈管内的黏液相混排出,称见红,是分娩即将开始比较可靠的征象。若阴道流血量较多,超过平时月经量,不应认为是先兆临产,应想到妊娠晚期出血如前置胎盘等。先兆临产的诊断即为假临产,胎儿下降感和见红。

(2) 临产开始的标志为有规律且逐渐增强的子宫收缩,持续 30 秒或以上,间歇 5～6 分钟,同时伴随进行性宫颈管消失、宫口扩张和胎先露部下降。

(3) 提出的护理诊断/合作性问题即为急性疼痛,焦虑和潜在并发症。①急性疼痛,与逐渐加强的子宫收缩有关。②焦虑,与缺乏分娩知识和担心能否顺利分娩有关。③潜在并发症:有胎儿窘迫。

(4) 临产宫缩时,子宫羊膜腔内压力增高,胎先露部下降,将羊水阻断为前后两部分,在胎先露部前面的羊水量不多,约 100 ml,称前羊水。同时形成的前羊膜囊称胎胞,它有助于扩张宫口。宫缩继续增强,子宫羊膜腔内压力更高,当羊膜腔压力增加到一定程度时胎膜自然破裂,破膜多发生在宫口近开全时。对于产程进展顺利者,不建议宫口开全之前常规行人工破膜术。观察并记录破膜时间,一旦发现胎膜自然破裂,应立即听胎心,观察羊水颜色、性状及流出量,必要时行阴道检查,同时记录。护士的配合治疗即为:立即听诊胎心并通知医生;备好物品,记录破膜时间,观察羊水性状、颜色及流出量,观察有无脐带脱垂;安置孕妇卧床,垫消毒垫,必要时抬高臀部,并保持外阴清洁。胎膜破裂超过 12 小时胎儿尚未娩出者,遵医嘱给予抗生素预防感染。

（5）临产相关的健康指导包括以下内容:①生活指导:指导孕妇临产阶段不限制饮食,鼓励适量摄入易消化食物。提高舒适度,保持环境安静、暗光、温暖及私密,确保孕妇得到充分的休息和睡眠。保持会阴部清洁,每 2 小时排尿 1 次,确保及时排空膀胱。孕妇可采用自觉舒适的任何体位,鼓励孕妇离床活动,不要长时间仰卧在床上,同时鼓励家属陪伴,不建议临产孕妇独处一室。②临产知识指导:向孕妇及家属耐心讲解分娩的过程,增强孕妇对自然分娩的信心。如胎心、宫缩出现异常指导患者遵医嘱正确变换体位、吸氧、用药等并观察疗效。潜伏期每 4 小时、活跃期每 2 小时阴道检查 1 次,若母胎状态良好,可适当延长检查的间隔时间和减少检查次数。非药物镇痛减轻分娩疼痛的方法包括:①身体的干预,如分娩球、自由体位、按摩、热敷、冷敷、水疗、经皮电神经刺激、针刺镇痛等。②心理支持,如呼吸减痛、导乐陪伴、家庭化分娩、催眠分娩等。③温馨环境,如柔和的灯光、音乐、芳香疗法等。必要时,根据情况采用药物分娩镇痛。

拓展思考

目前我国产程分期的标准是什么?

解析:总产程即分娩的全过程,是指从临产开始至胎儿胎盘娩出的全部过程。第一产程,又称子宫颈扩张期,指临产开始直至宫口完全扩张,即宫口开全(10cm);第二产程,又称胎儿娩出期,指从宫口开全至胎儿娩出的全过程;第三产程,又称胎盘娩出期,从胎儿娩出后开始至胎盘胎膜娩出,即胎盘剥离和娩出的全过程。

知识链接

关于无痛分娩有哪些认识误区?

误区一:无痛分娩会影响胎儿智力

误区二:无痛分娩会落下腰痛

误区三:无痛分娩比剖宫产的副作用大

误区四:无痛分娩技术还不成熟

误区五:无痛分娩会延长产程时间

误区六:打了无痛针可以一点都不痛

误区七:无痛分娩想打就能打

误区八:无痛分娩费用很高

误区九:无痛分娩后不能进食

误区十:剖宫产后再次怀孕不能做无痛分娩

分娩之痛并非天经地义,为产妇减轻痛苦,既是对生命个体的尊重,也是生育文明的体现。在国家高度重视、医护积极配合、家庭破除误区的基础上,相信我国的分娩镇痛率将得到大幅提高,让越来越多的产妇在舒适的状态中迎接新生命的到来。

资料来源:学习强国,张乐.每日健康问答 关于无痛分娩有哪些认知误区.人民日报海外版.2023-05-22.

案例二
胎膜早破护理

[护理案例]

患者:张女士,26岁,汉族。

1. 主诉 停经38+5周,阴道流液2小时。

2. 现病史 育龄期女性,停经史明确。平素月经规律,末次月经:2021年12月25日;预产期:2022年10月2日。停经35天自行尿妊娠试验提示阳性,停经40天B超检查确诊"宫内早孕"。根据2022年3月19日超声(NT检查)提示NT:1.0 mm,核实孕周,与停经时间基本相符。今(2022年9月24日)孕38+5周,2小时前无明显诱因阴道流液,色清亮,可渗透外裤,随后出现不规则腹痛。自诉胎动正常,无阴道流血。门诊以"1.胎膜早破;2.孕1产0,孕38+5周,LOA先兆临产"收入院。

3. 既往史 既往体健,无其他特殊病史。

4. 个人史 久居本地,生活规律。

5. 婚姻史 结婚两年,丈夫平素身体健康,否认近亲结婚。

6. 月经及生育史 初潮年龄为13岁,平素月经规律,无痛经及血块,无闭经及大流血病史,末次月经:2021年12月25日。孕1产0,孕38+5周。

7. 家族史 父亲患高血压、心脏病,母亲体健。

8. 体格检查 体温36.7℃,脉搏78次/分,呼吸17次/分,血压112/72 mmHg。身高163 cm,孕前体重56 kg,现体重70 kg。发育正常,营养良好,正常面容,神志清,查体合作。无贫血貌,未见皮疹、出血点,全身浅表淋巴结未触及肿大。心肺无异常。关节活动自如,双下肢无水肿。

9. 辅助检查

(1) 血常规:白细胞5.29×10^9/L,中性粒细胞比率70.6%,红细胞3.64×10^{12}/L,血红蛋白104 g/L,红细胞压积33,血小板293×10^9/L。

(2) 腹部B超(2022年9月24日本院破水后):宫内单活胎,头位(左枕横);双顶径9.5 cm,股骨长7.3 cm,腹围33.9 cm,胎盘着床于前壁,成熟度Ⅲ级,羊水最大深度4.2 cm,羊水指数8.6 cm,脐血流指标:搏动指数(PI):1.06,脐动脉血流阻力指数(RI):0.65,脐动脉血流峰谷比(S/D):2.85。

　　10. 专科检查　产科检查:宫高 33 cm,腹围 103 cm,先露头位,半定,跨耻征:阴性。胎方位 LOA,胎心 140 次/分,宫缩:有不规律宫缩。阴道检查:宫颈管消退 70%,质地中等,居后,宫口未开,先露 S-2,胎膜已破,可见清亮羊水流出,pH 试纸呈蓝色改变,宫颈评分 7 分。

　　11. 医疗诊断

　　(1) 胎膜早破。

　　(2) 孕 1 产 0,孕 38+5 周,LOA 先兆临产。

　　12. 诊疗过程

　　(1) 完善相关检查,严密监测孕妇胎心、胎动及宫缩情况。患者平素月经规律,末次月经准确,现孕 38+5 周。根据宫高、腹围并结合 B 超,估算胎儿体重约 3 400 g,骨盆检查无明显异常,有阴道分娩的条件,拟行阴道分娩。

　　(2) 将胎膜早破经阴道分娩过程中可能存在的风险告知患者及家属,如母儿感染、宫缩乏力、脐带受压、脐带脱垂、胎儿窘迫、持续性枕横(后)位、胎头下降缓慢(停滞)、新生儿窒息等,必要时需器械助产或剖宫产终止妊娠。孕妇现已破膜,有不规律宫缩,嘱绝对卧床,给予预防感染治疗,严密观察胎心、宫缩及阴道流水性状。

🔖 护理任务描述 ⟩⟩⟩

　　1. 操作任务　阅读案例,按要求准备用物,并情景模拟相互配合完成两项操作。

　　(1) 患者需要绝对卧床休息,应采取的卧位是什么? 实施正确宣教。

　　(2) 遵医嘱进行胎心监护,应采取的护理措施是什么? 实施正确宣教。

　　2. 理论任务

　　(1) 简述胎膜早破的病因。

　　(2) 简述胎膜早破的主要临床表现。

　　(3) 简述能协助诊断胎膜早破的辅助检查。

　　(4) 针对患者情况,根据目前所收集的患者的健康资料,可提出哪些护理诊断/合作性问题?

　　(5) 请为患者做疾病相关知识的健康指导。

🔖 问题解析 ⟩⟩⟩

　　1. 操作任务

　　(1) 绝对卧床,左侧卧位并抬高臀部。

　　(2) 胎心监护技术。

　　2. 理论任务

　　(1) 胎膜早破的病因有生殖道感染、羊膜腔压力增高、前羊膜囊受力不均、营养缺乏和创伤等,其中主要原因为生殖道感染。孕妇的生殖器官发生病原微生物上行性感染,引起胎膜炎症,使胎膜局部抗张能力下降而破裂。羊水过多、多胎妊娠等因素所致的宫腔内压力增高也容易造成胎膜早破。而胎位异常可使胎先露部不能与骨盆入口衔接,前羊膜囊所受压力不均,从而致胎膜早破。维生素、钙等营养物质的缺乏,则会降低胎膜抗张能力,引起胎膜早破。腹部受到碰撞或妊娠晚期性生活不当,同样易造成胎膜早破。

（2）胎膜早破的临床表现为阴道流液,即咳嗽、打喷嚏、负重时阴道有液体流出或流液量增多;阴道检查摸不到前羊膜囊,上推先露部时流液量增多以及阴道窥器检查可见液体从宫颈口流出或阴道后穹窿积液,有时可见胎脂样物质。典型症状是孕妇突感有较多液体自阴道流出,但无腹痛,当腹压增加时,阴道流液增加。少数孕妇仅有外阴湿润。足月胎膜早破时临床表现相似,包括阴道检查触不到前羊膜囊,且上推胎儿先露部时阴道流液量增多,有时可见胎脂等。

（3）能协助诊断胎膜早破的辅助检查结果为阴道液 pH≥6.5;阴道液干燥片检查见羊齿植物叶状结晶;羊膜镜检查看不到前羊膜囊;直接看到胎儿先露部;B超提示羊水量较破膜前减少。而正常妊娠阴道液的 pH 为 4.5～6.0,羊水 pH 为 7.0～7.5。当胎膜正常破裂,羊水流出,阴道 pH 值升高;阴道液涂片检查见到羊齿植物状结晶,可考虑为羊水;B超检查可见羊水量较破膜前减少。

（4）可以提出的护理诊断/合作性问题有以下两点。①有感染的危险,与胎膜破裂后易造成羊膜腔感染有关。②潜在并发症:早产、脐带脱垂、胎盘早剥等。

（5）胎膜早破相关健康指导:

1）加强宣教,预防胎膜早破:①注意外阴清洁,积极预防和治疗生殖道炎症。②宫颈功能不全者应卧床休息,遵医嘱于妊娠 12～14 周行宫颈环扎术。③妊娠 28 周后避免重体力劳动、性生活及外伤,保持大便通畅。④加强产前检查,及时矫正异常胎位。骨盆狭窄、胎位不正、头盆不称者提前入院待产,临产后应卧床休息。

2）告知孕妇及家属胎膜破裂征象,一旦发生应立即抬高臀部并及时入院。

拓展思考

产妇生殖道感染为什么会引起胎膜早破?

解析:正常阴道环境呈酸性,以乳酸杆菌为主。阴道酸性环境能够防止其他致病菌定植,维持阴道菌群的多样性。妊娠状态下,女性雌激素水平明显上升,促进阴道上皮细胞分泌物增多,局部免疫力下降,更易发生菌群失调。致病菌常寄生于生殖道,通过上行感染胎膜,引起生殖系统感染。致病菌通过感染部位炎症细胞的吞噬作用及细菌产生的蛋白水解酶作用于胎膜,使胎膜的基质被损伤,继而造成胶质损伤胎膜抵抗能力降低,致使胎膜早破。

知识链接

胎膜早破知多少?

胎膜早破就是临产前胎膜发生的破裂、羊水从阴道流出来。有的孕妈妈分不清楚破水和漏尿,那么,究竟应该如何分辨呢?

漏尿是断断续续的,而破水却像流水,难以控制,甚至腹部还伴有抽痛感。一旦确认孕妈妈发生胎膜早破,产妇及家属都不要过于慌张,为了防止胎儿的脐带脱垂,应立即让产妇躺下,用衣服将臀位抬高,拨打急救电话立即送往医院。在此同时,保持外阴干净,孕妈妈可以在外阴垫上一片干净的卫生巾,吸收羊水,保持干净。切记这个时候,孕妈妈不可以洗澡。

资料来源:学习强国,赵文.胎膜早破知多少.科普湖南.2022-05-23.

案例三
自然分娩护理

[护理案例]

患者:王女士,30岁,汉族。

1. 主诉　孕40周,阵发性腹痛2小时,已见红。

2. 现病史　患者平素月经规则,停经45天时出现恶心、呕吐等早孕反应,规律产检,停经10周超声相当于8+5周,停经13+3周B超相当于12+2周,核对孕周推预产期至2023年6月27日,停经16周行胎儿无创产前基因检测提示低风险。停经5个月自觉胎动活跃至今,孕25+2周行OGTT为3.6-9.4-7.6 mmol/L。孕期查血压正常,无头晕、头痛等不适。自诉2小时前出现阵发性腹痛,已见红,以"临产"收入院,孕期体重增加13kg。

3. 既往史　无其他特殊病史。

4. 个人史　出生于北京,无外地长期居住史及疫区接触史,无烟酒等不良嗜好。

5. 婚姻史　28岁初婚,夫妻关系和睦,爱人体健。

6. 月经及生育史　13岁,5~7天/28~30天,末次月经2022年12月14日,月经量中等,颜色暗红,无痛经及月经不调,孕1产0。

7. 家族史　父亲患糖尿病,母亲体健。

8. 体格检查　体温36℃,脉搏86次/分,呼吸18次/分,血压110/75 mmHg。宫高36 cm,腹围98 cm,胎心140 bpm。骨盆检查:IS:26 cm,IC:28 cm,EC:23 cm,TO:8 cm,骨盆内测量未见明显异常。阴道检查:宫颈质软,居后,开大1+cm,S-1,胎儿估测体重3 400 g。

9. 辅助检查

(1) 实验室检查:血常规:白细胞总数6.69×10^9/L,血红蛋白118 g/L,中性粒细胞70.90%,血小板233×10^9/L。尿常规:均阴性。

(2) B超:(2023年6月27日)宫内孕,单胎头位,BPD:9.6 cm,HC:33.7 cm,AC:33.4 cm,FL:7.5 cm,S/D:1.8,EFW约3 353±490 g,AFI:6.8 cm;胎心搏动好,前壁胎盘Ⅱ级,胎儿颈部可见U形压迹,其内可见血流信号。2023年6月28日超声羊水指数8.7 cm。

10. 医疗诊断

(1) 孕 40+3 周,G_1P_0,LOA,临产。

(2) 脐带绕颈?

11. 诊疗过程　入院后进一步完善相关辅助检查(监测胎心、胎动、宫缩情况),观察产程进展。

护理任务描述

1. 操作任务　阅读案例,做好分娩准备,遵医嘱为新生儿沐浴。

2. 理论任务

(1) 简述影响自然分娩的因素。

(2) 简述产程的分期。

(3) 针对孕妇情况,根据目前所收集的孕妇的资料,提出哪些护理诊断/合作性问题?

(4) 若产妇宫缩乏力,怎么指导产妇屏气用力配合?

(5) 为准妈妈做母乳喂养指导。

问题解析

1. 操作任务　新生儿沐浴技术。

2. 理论任务

(1) 影响分娩的四大因素包括产力、产道、胎儿及产妇的社会心理因素。若各因素正常并相互适应,胎儿能顺利经阴道自然娩出,为正常分娩。产力包括子宫收缩力、腹壁肌及膈肌收缩力和肛提肌收缩力。子宫收缩力是临产后的主要产力,贯穿于分娩的全过程。腹肌及膈肌收缩力是第二产程胎儿娩出的重要辅助力量。肛提肌收缩力可协助胎先露在骨盆内完成内旋转及胎头仰伸的必需力量。产道是胎儿从母体娩出的通道,包括骨产道和软产道两部分。骨产道即真骨盆,其大小、形态与分娩是否顺利密切相关。软产道是由子宫下段、宫颈、阴道及骨盆底软组织构成的弯曲管道。胎儿大小、胎位及有无畸形也是影响分娩及决定分娩难易程度的主要因素。分娩时,产妇骨盆大小正常,但如果胎儿过大,会造成头盆不称导致难产。胎位不正、胎儿畸形也会致胎儿无法正常通过产道而发生难产。分娩虽然是一个生理的过程,但对于孕妇也是一种持久且强烈的压力源,导致一些心理应激反应,最终影响分娩的进展。因此,分娩过程中需要关注产妇的心理状态,给予心理护理,帮助其树立分娩的信心,同时鼓励家属积极参与并配合增强产妇的安全感,利于分娩顺利进行。

(2) 产程可分三期:第一产程又称宫颈扩张期,从规律宫缩开始至宫口开全(10 cm),第一产程分为潜伏期和活跃期。潜伏期是指从规律宫缩至活跃期起点(4~6 cm,推荐5 cm),为宫口扩张的缓慢阶段,初产妇不超过 20 小时,经产妇不超过 14 小时。活跃期是指从活跃期起点至宫口开全,活跃期为宫口扩张的加速阶段。第二产程又称胎儿娩出期,指从宫口开全至胎儿娩出,对于未进行硬膜外麻醉者,初产妇不应超过 3 小时,经产妇不超过 2 小时;对于实施硬膜外麻醉者,初产妇不超过 4 小时,经产妇不超过 3 小时。应该注意,第二产程不应盲目等待至超过上述标准才评估,一般初产妇如超过 1 小时则应关注产程进展,经产妇不应超过 3 小时。第三产程又称胎盘娩出期,从胎儿娩出至胎盘胎膜娩出,需 5~15 分钟,不应超过 30 分钟。

(3)护理诊断/合作性问题有:①分娩疼痛,与逐渐增强的子宫收缩有关。②焦虑,与缺乏分娩知识和担心能否顺利分娩有关。③知识缺乏,缺乏正确使用腹压配合宫缩的知识。④有受伤的危险,与急产、产妇不配合、会阴保护及接生手法不当有关。⑤潜在并发症:胎儿窘迫。

(4)在孕妇和胎儿都良好的情况下,建议产妇有向下屏气用力的感觉后再指导用力。初产妇宫口开全后,让产妇双脚蹬在产床上,双手握住产床把手。在宫缩时,先吸气后屏气,然后紧闭双唇和声门,如解大便样向下用力持续 5~7 秒,反复 3~4 次。在宫缩间歇期,指导产妇全身放松休息。当宫缩再次出现时,重复屏气动作,如此反复直至胎头着冠。胎头着冠后,宫缩时让产妇大口哈气,宫缩间歇期稍用力,使胎头缓慢娩出,防止过快娩出导致会阴严重裂伤。

(5)母乳喂养指导:按需哺乳,一般 20~30 分/次,可根据哺乳环境采用不同的喂养姿势,如摇篮式、环抱式、侧卧式、交叉式等,以母婴舒适的体位进行喂养。哺乳前产妇需洗净双手,取舒适卧位,全身放松。新生儿头部与母亲身体呈直线,身体面对并贴近母亲身体。产妇将一手拇指放在乳房上方,其余四指放在乳房下方。用乳头轻触婴儿嘴唇,待张大嘴后将乳头和大部分乳晕放入婴儿口中,用手托起乳房,防止乳房堵塞新生儿鼻孔影响呼吸。每次哺乳应该吸空一侧乳房再吸吮另一侧。哺乳结束时,用示指轻轻向下按压婴儿下颏拉出乳头,避免在口腔负压下拉出乳头引起局部疼痛或皮肤损伤。哺乳后,挤出少许乳汁涂在乳头和乳晕上,预防乳头皲裂;将新生儿直立抱起,趴在母亲肩部,轻拍背部 1~2 分钟,排出胃内空气,以防溢乳。

🔖 拓展思考

自然分娩的好处是什么?

解析:自然分娩的母亲产后感染、产后大出血等并发症很少,也有利于产后康复。对于胎儿而言,正常的宫缩可以刺激胎儿的肺部,利于出生后建立自主呼吸。经过产道的挤压可以让胎儿的呼吸道、消化道的羊水、黏液挤出,减少新生儿并发症。免疫球蛋白在自然分娩的过程中,可由母体传给胎儿,而剖宫产儿缺乏这一获得抗体的过程,因此自然分娩的新生儿具有更强的抵抗力。产道的压迫对于孩子的感觉器官也是一种良性刺激,这种刺激传到大脑,对于孩子的听觉、本位感觉都是一次非常好的训练。

知识链接

无痛分娩舒适又安全

十月怀胎已是十分辛苦,自然分娩过程中的疼痛更是让准妈妈们担心不已。医学的发展已经可以通过多种分娩镇痛的方式有效地帮助准妈妈们在迎接新生命的同时,尽可能地减少疼痛的困扰。

分娩镇痛有非药物镇痛和药物镇痛两大类,前者包括在专业助产士协助和丈夫或其他家属的陪伴下,利用深呼吸、冥想、按摩、热敷、水疗、音乐等方法帮助准妈妈们放松、减轻焦虑,分散注意力,从而达到缓解疼痛的效果。药物镇痛是最常见的分娩镇痛方式,是指用椎管内麻醉尤其是硬膜外麻醉进行分娩镇痛。椎管内分娩镇痛是目前国内外镇痛效果最为确切的方法。麻醉医生将镇痛药物注射到脊髓周围的椎管内,阻断疼痛信号的传递,从而有效地缓解下半身的疼痛,促进分娩。

无痛分娩可以大大减轻分娩疼痛,帮助准妈妈们减少焦虑压力,有更多的体力,进而能放松、积极地参与分娩过程中,让分娩舒适又安全。

资料来源:学习强国,严思益.无痛分娩舒适又安全.光明网.2023-08-04.

·········· **案例四**
产后出血护理

[护理案例]

患者:张女士,32 岁,汉族。

1. **主诉** 停经 40 周,规律宫缩 1 小时。

2. **现病史** 孕妇平素月经规律:5/28 天,末次月经 2023 年 1 月 10 日,停经 6 周查尿妊娠试验(十),停经 20 周自觉胎动,活跃至今,孕早期无阴道异常出血,孕 11 周开始定期产检。于 2023 年 10 月 18 日 5:00 出现规律宫缩,5～6 分钟一次,每次持续约 30 秒,6:00 来院就诊,入院后核对预产期为 2023 年 10 月 17 日。查体:胎位左枕后位,B 超提示双顶径 10 cm,胎心率:140～152 次/分,宫缩 10 分钟 1 次,宫口开大 2 cm,16 点胎膜破裂,宫口 10 cm。20 点以左枕后位阴道助娩产一男活婴,体重 4000 g,身长 50 cm,Apgar 评分 1 分钟 10 分、5 分钟 10 分、10 分钟 10 分,羊水清亮,胎盘、胎膜娩出完整,胎盘娩出后子宫收缩欠佳,产中出血约 500 ml,予卡前列素氨丁三醇 250 μg 宫体注射,后子宫收缩转好,产房观察 2 小时,脉搏:95 次/分,呼吸:21 次/分,血压:98/65 mmHg。22:00 安返病房。

3. **既往史** 否认手术、外伤、输血史,否认食物、药物过敏史,否认药物过敏史。

4. **个人史** 生于北京,久居原籍,否认疫区接触史。无化学性物质、放射性物质、有毒物质接触史,无吸烟、饮酒。

5. **月经生育史** 18 岁,5 天/28 天,末次月经为 2023 年 1 月 10 日,平素月经规律,月经量适中,色呈暗红色,无痛经,孕 0 产 0。

6. **婚姻史** 已婚,30 岁结婚,配偶体健。

7. **家族史** 否认家庭性遗传病史。

8. **体格检查** 体温 36.5℃,脉搏 82 次/分,呼吸 19 次/分,血压 120/76 mmHg,

宫底平脐,子宫较软,宫底按压时有少量暗红色阴道出血。

9. 辅助检查

(1) 实验室检查:血型 O 型,Rh 阳性,血红蛋白 100 g/L,红细胞 3.1×10^{12}/L,血细胞压积 0.2。

(2) 腹部 B 超:肝、胆、脾、胰、肾未见异常。

10. 医疗诊断　产后出血(宫缩乏力)。

11. 诊疗过程　监测生命体征,观察子宫复旧情况,子宫按摩促宫缩,配合缩宫素静滴,术后予抗生素头孢他啶+甲硝唑静滴预防感染。给予有效的专科护理措施,禁食禁水 6 小时后改为无奶流食,保留尿管 24 小时,心电监护,吸氧2L/分。

护理任务描述

1. 操作任务　阅读案例,按要求准备用物,并情景模拟完成产后出血协助止血的护理操作,实施正确宣教。

2. 理论任务

(1) 简述产后 2 小时的观察内容。

(2) 简述子宫复旧时需要观察的内容。

(3) 简述缩宫素的正确使用方法以及注意事项。

(4) 简述产后出血的病因。

(5) 简述预防产后出血的护理措施。

参考答案

1. 操作任务　产科子宫复旧(单手按摩)技术。

2. 理论任务

(1) 临床上将产后 2 小时有时称为第四产程,也称产后观察期,本时间段产妇容易发生产后出血、休克、羊水栓塞等并发症,此期间需要在产房内观察产妇的血压、脉搏、呼吸、阴道出血量、子宫收缩情况、膀胱充盈程度、会阴伤口情况;观察新生儿的生命体征状况;此阶段需要询问产妇有无不适主诉,协助母婴早接触、早吸吮、早开奶,促进子宫缩复同时增进母乳亲情建立、增强产妇的泌乳反射。

(2) 子宫复旧是指胎盘娩出后子宫逐渐恢复至未孕状态的过程,约需 6 周,主要表现为子宫体肌纤维缩复、子宫内膜再生、子宫颈复原。子宫复旧期间需观察:①宫底位置、高度、软硬度:产后子宫圆而硬,子宫底在脐下一指,产后第一日因盆底肌略恢复,致使宫底上升平脐,以后每天下降 1~2 cm,产后 10 日子宫降入骨盆腔内,产后 6 周子宫恢复至未孕大小;产后胎盘附着部位之外的子宫内膜修复约 3 周,胎盘附着部位的内膜 6 周完全修复;产后子宫下段肌纤维缩复,产后 1 周宫颈内口关闭,产后 4 周子宫颈恢复未孕状态。②恶露的量、颜色、气味:随着子宫复旧,脱落的参与子宫蜕膜、血液等组织经阴道排出形成恶露,正常恶露持续 4~6 周,总量约为 250~500 ml,一般血性恶露持续 3~4 日,浆液性恶露持续 10 日,白色恶露可持续 3 周。若子宫复旧不全,恶露量增多、色红、持续时间延长。③生命体征。

(3) 缩宫素静脉滴注适用于协调性宫缩乏力、产后子宫复旧不良,原则是以最小浓度获得最佳宫缩。①协调性宫缩乏力的用法:遵医嘱将缩宫素 2.5 U 加入 0.9% 氯化钠溶液 500 ml 内,使每滴溶液含缩宫素 0.33 mU,从 4~5 滴/分即 1~2 mU/分开始,根据宫缩强弱进行调整。调整间隔为 15 分钟,每次增加 1~2 mU/分,最大剂量不超过 60 滴/分 (20 mU/分)。应用缩宫素静脉滴注必须专人监护。如在分娩过程中使用,需要使用电子胎儿监护仪,严密检测胎心、血压、宫缩、产程进展,随时调节剂量和滴速。若 10 分钟内宫缩≥5 次,持续时间>1 分钟,胎心异常、血压异常,需要立即停止滴注并报告医生。②缩宫素是产后子宫复旧不良预防产后出血的首选药物应用方法:头位胎儿前肩娩出后、胎位异常胎儿全身娩出后、多胎妊娠最后 1 个胎儿娩出后,给予缩宫素 10 U 稀释后静脉滴注或肌内注射,随时严密检测产妇生命体征、宫底高度、阴道出血情况。

(4) 产后出血指胎儿娩出后 24 小时内,阴道分娩产妇失血量超过 500 ml,剖宫产术分娩产妇失血量超过 1 000 ml,是分娩期严重并发症,约 80% 发生于产后 2 小时内,居我国目前孕产妇死亡原因的首位。引起产后出血的原因包括子宫收缩乏力、胎盘原因、软产道撕裂伤、凝血功能障碍等。这些诱因可共存,互为因果或相互影响。其中,子宫收缩乏力最常见,占产后出血总数的 70%~80%。引起子宫收缩乏力的因素包括①全身因素:产妇交感神经兴奋、慢性全身性疾病、体质虚弱。②产科因素:产程延长、前置胎盘、胎盘早剥、妊娠期高血压疾病、宫腔感染。③子宫因素:多胎、羊水过多、巨大胎儿、剖宫产、子宫肌瘤;④药物因素:临产后过多使用镇静剂、麻醉剂、子宫收缩抑制剂。另外,胎盘原因包括胎盘剥离不全、胎盘嵌顿、胎盘植入、胎盘残留、胎盘粘连等。

(5) 预防产后出血的护理措施:产前需要加强孕期监护,定期产检,早发现并治疗并发症,对有出血危险的孕妇嘱提前住院。产中需要严密观察、正确处理,具体包括①第一产程:注意饮食、休息,防止疲劳导致产程延长。②第二产程:正确保护会阴,指导产妇正确屏气,避免胎儿娩出过快;阴道检查及手术助产动作轻柔、规范;有产后出血可能者,胎儿前肩娩出立即肌内注射或静脉注射缩宫素。③第三产程:胎盘剥离前不过早按摩子宫,不强牵拉脐带,胎儿娩出 30 分钟胎盘未剥离,应探查宫腔并徒手剥离胎盘;胎盘娩出后仔细检查胎盘、胎膜,检查软产道,按摩子宫。产后需要在产房观察 2 小时,密切监测宫缩,观察宫底高度、阴道流血量和颜色,2 小时协助排尿一次,测量生命体征、协助新生儿早吸吮乳头。

拓展思考

如果该产妇发生了失血性休克,如何采取急救措施?

解析:①严密观察并记录:患者的意识状况、皮肤颜色、血压、脉搏、呼吸、尿量。②一般护理:去枕平卧位休克卧位、吸氧、保暖。③治疗配合:协助完成血型、血常规、凝血功能的检查,备血,建立静脉双通路,遵医嘱输液、输血,补充血容量,纠正低血压。

知识链接

子宫动脉介入栓塞术对难治性产后大出血的意义

（1）介入手术的优点：随着介入放射技术在临床的普及，在 1979 年介入手术开始成功地应用于产后出血的治疗。子宫动脉介入栓塞术是难治性产后出血的首选方法，具有微创、止血效果明确、可保留子宫和生育功能的特点，为患者提供了一种新的更安全的抢救方法。

（2）介入手术的并发症：①疼痛：盆腔部位疼痛，但可耐受，3～11 天自然缓解，必要时可以服用镇痛药对症处理。②低热：一般＜38℃，持续 4～9 天消失。③双下肢乏力、麻木。④动脉内膜损伤、异位栓塞等：在规范、熟练、轻柔的操作下发生率比较低。

（3）介入手术后注意事项：①患者右下肢制动 12～24 小时，穿刺点沙袋压迫止血 4～6 小时，监测生命体征及穿刺部位有无渗血等，术后抗感染治疗，观察术侧肢体远端温度、色泽、感觉变化及足背动脉搏动情况。②术后 6～8 小时饮水 1 000～2 000 ml，促进造影剂代谢，保护肾脏功能。③积极按摩下肢预防血栓形成，24 小时后循序渐进活动，缓慢坐起无不适可以慢慢下床站起，床旁轻微活动。

资料来源：长沙市妇幼保健院订阅号."子宫动脉介入栓塞术——产后大出血患者的福音".2021－04－09

案例五
产褥感染护理

[护理案例]

患者：张女士，27 岁，汉族。

1. 主诉　产后 5 天，会阴切口疼痛 2 天，体温升高 1 天。

2. 现病史　初产妇，2023 年 9 月 17 日以"胎膜早破 12 小时临产"入住本院，于入院当日 10:00 在左侧会阴侧切下娩 1 女活婴，出生体重 4 100 g，过程顺利，左侧会阴侧切缝合采用可吸收线，产后恢复可，产后 3 天予出院。自述居家期间每日遵医嘱自行会阴清洁、侧切局部 0.05％碘伏棉签擦拭一日两次，产后 4 天感觉左侧会阴切口局部疼痛，未予重视，未就诊。产后 5 天自测体温 38.6℃，左侧会阴切口疼痛较前加重。无其他不适主诉，饮食、睡眠、二便好，哺乳方式正确，新生儿吸吮好，乳房无肿胀、变硬、局部温度增高情况，恶露色鲜红、量少、无异味。2023 年 9 月 22 日 14:00 来院就诊，门诊以"产褥感染"收住。

3. 既往史　既往体健，否认手术、外伤、输血史，否认食物、药物过敏史。

4. 个人史　生于北京，久居原籍，否认疫区接触史。无化学性物质、放射性物质、有毒物质接触史，无吸烟、饮酒、吸毒史。

5. 月经生育史　17岁,4天/30天,末次月经为2022年12月10日,平素月经规律,月经量适中,色呈暗红色,无痛经,白带无异常,孕1产1。

6. 婚姻史　已婚,30岁结婚,配偶体健。

7. 家族史　否认家庭性遗传病史。

8. 体格检查　体温38.8℃,脉搏96次/分,呼吸20次/分,血压110/84 mmHg。发育正常,体型正常,痛苦面容,自动体位,神志清,查体合作。皮肤黏膜正常,全身浅表淋巴结未触及肿大。心肺听诊无异常。乳房无红肿,触及无压痛、硬结;腹部无紧胀、压痛、反跳痛;双下肢无水肿。肛门与直肠检查未见异常。

妇科检查:外阴发育正常,宫底脐下四横指可触及,触及质硬、无压痛,按压宫底见阴道有少量出血,色鲜红,血腥味,无臭味。左侧会阴切口缝合线吸收好,切口局部皮肤红肿明显、触及有压痛,无脓性分泌物。

9. 辅助检查

(1) 实验室检查:白细胞总数15×10^9/L,血红蛋白110 g/L,中性粒细胞比值75%,中性粒细胞总数7.5×10^9/L,淋巴细胞比值45%,淋巴细胞总数4.5×10^9/L。

(2) 腹部B超:肝、胆、脾、胰、肾未见异常。

10. 医疗诊断　产褥期感染(会阴切口感染)。

11. 诊疗过程　监测生命体征,记录体温,予以补液对症治疗、物理降温,必要时药物降温,若体温>39℃,暂停哺乳。密切监测血常规、血生化,给予抗生素头孢他啶＋甲硝唑静滴预防感染。每天擦洗外阴2次,健侧卧位。

护理任务描述

1. 操作任务　阅读案例,按要求准备用物,该产妇应采取的护理措施是什么? 实施正确宣教。

2. 理论任务

(1) 简述产褥感染的诱因。

(2) 简述产褥感染临床表现。

(3) 举例说明产褥感染和产褥病率。

(4) 产褥感染的患者需要采取哪些护理措施?

(5) 如何对产褥感染的患者进行有效的健康指导?

参考答案

1. 操作任务　产褥期会阴擦洗技术。

2. 理论任务

(1) 产褥感染的诱因为胎膜早破、会阴侧切、厌氧菌感染和身体抵抗力下降等。生殖系统自然防御能力降低,妊娠期、分娩期体内雌激素和孕激素水平会升高。在激素作用下,女性阴道内的酸碱度容易产生相应变化,病原体很容易由此直接或间接上行感染;孕妇体质差,存在营养不良、贫血、其他慢性疾病,机体抵抗力低下;孕期卫生不良;并发症:产妇伴有产程延长、胎膜早破、产道损伤、产后出血、手术助产等;生产方式:剖宫产的孕妇与阴道分娩的孕妇相比,更容易出现产褥感染;产褥感染一般为多种病原体混合感染,其中厌氧菌占优势。

（2）产褥感染的临床表现有①发热:产后 24 小时后体温高于正常范围,多见于急性外阴、阴道、宫颈炎,会阴伤口感染,局部红肿、压痛、有分泌物或化脓,此时全身反应轻,可有低热。②急性子宫内膜炎、子宫肌炎:病原体经过胎盘剥离面侵入,扩散至子宫蜕膜层,称为子宫内膜炎,侵入子宫肌层称为子宫肌炎,多在产后 3～5 天发病,可有高热、寒战、乏力、白细胞增高等全身症状,恶露多,有异味,色粉红、浑浊,子宫复旧差,宫底有压痛,下腹部疼痛。③急性盆腔结缔组织炎、急性输卵管炎:产后 7 天左右全身症状更为明显,出现寒战、高热、白细胞升高,下腹痛伴有肛门坠胀,宫旁一侧或双侧有明显压痛或包块,严重者出现"冰冻骨盆"。④盆腔腹膜炎:全身症状明显,下腹部腹肌紧张、压痛、反跳痛明显,肠胀气明显,排尿困难。⑤弥漫性腹膜炎:全身痛,可有全腹部腹肌紧张、压痛、反跳痛,感染中毒症状明显,可有周围循环衰竭症状。⑥败血症或中毒性休克:稽留热,体温高达40℃,甚至出现休克,血培养阳性。⑦盆腔血栓性静脉、下肢血栓性静脉炎:多发生在产后1～2 周,寒战、高热,表现为弛张热,病变肢体静脉肿、硬、条索状,有压痛,局部血液回流障碍,引起下肢水肿,皮肤发白,称为"股白肿",如果栓子脱落,可有转移病灶。

（3）产褥感染是指分娩或产褥期生殖道受到病原体感染,引起局部或全身的炎症变化。产褥病率是指分娩 24 小时以后 10 天内,每日用口表测量体温 4 次,间隔时间 4 小时,有 2 次体温达到或超过 38℃。产褥病率常由产褥感染引起,也可由泌尿系感染、上呼吸道感染、乳腺炎以及其他感染所致。

（4）产褥感染的护理措施包括以下四方面。

病情观察:①评估产妇的全身情况,是否有发热、寒战、恶心、呕吐、全身乏力、疼痛、下肢水肿等情况。②观察恶露的颜色、性状、气味,子宫复旧情况、会阴切口情况、腹部体征等。

一般护理:①保持病室安静、清洁、空气清新,每日通风。②保证产妇获得充足休息。③给予高蛋白、高热量、高维生素、易消化饮食。④鼓励产妇多饮水,保证足够的液体摄入。⑤高热、疼痛、呕吐时对症护理,解除或减轻患者的不适。⑥监测生命体征。

专科护理:①盆腔感染者取半卧位或抬高床头,促进恶露引流,防止恶露扩散;会阴伤口感染者取侧卧位;下肢血栓性静脉炎抬高患肢,局部保暖,湿热敷,增加血液回流,促进血液循环,减轻肿胀。②体温＞39℃遵医嘱给予物理降温,暂停哺乳,感染控制后继续哺乳。③遵医嘱应用敏感、足量、高效抗生素,有效控制感染,做好药敏取样和标本采集。④遵医嘱准确使用肝素,注意监测凝血功能。⑤每日擦洗会阴 2 次,大便后擦洗外阴。

心理护理:①了解产妇和家属的心理状态,鼓励产妇说出焦虑的原因及心理感受,给予理解和关心,宣教疾病相关知识,解除产妇及其家属的疑虑。②提供母婴接触的机会,减轻产妇的焦虑,增强信心,积极配合治疗。

（5）产褥感染的相关健康指导:①加强孕期卫生,临产前 2 个月避免性生活和盆浴。②增加营养,充分休息,适当活动。③会阴部保持清洁干燥,及时更换会阴垫,会阴清洁用物要消毒,一人一物一换,操作遵循无菌原则。④指导母乳喂养方法,嘱暂停哺乳的特殊患者定时吸奶,维持泌乳,告知产妇感染控制后可继续哺乳。⑤指导产妇学会自我检查子宫复旧的方法,观察恶露的变化及气味。

🔖 拓展思考 ▷▷▷

如何预防产褥感染的发生?

解析:①孕期保健:补充营养,高蛋白、高维生素、富含铁的饮食,增强体质。②注意卫生清洁:孕妇应保持会阴清洁,每天擦洗 2 次,消毒衣物,临产前 2 个月禁止同房及盆浴。③及时治疗外阴阴道炎及宫颈炎等感染。④医护人员应严格无菌操作,减少不必要的阴道检查或手术操作。⑤剖宫产、分娩时间长、贫血、胎膜早破等存在产褥感染诱因的孕妇可预防性使用抗生素。

◤ 知识链接 ◢

胎膜早破期待时间对产褥感染的影响及护理对策

产褥感染是产褥期最常见的严重并发症,也是威胁产妇生命的四大主要原因之一。妊娠相关并发症如胎膜早破、产前/产后出血、严重贫血、妊娠期高血压、妊娠期糖尿病等均与产褥感染相关。胎膜早破是指在临产前由于各种原因发生的胎膜自然破裂,其中常见原因为头盆不称。临床上对于胎膜早破孕妇,常需根据孕妇孕龄、胎儿情况等综合决定其分娩方式、胎膜早破期待时间(即自然破膜时间至胎盘娩出时间)。有研究对胎膜早破不同期待时间的产妇发生产褥感染原因进行了回顾性调查分析,证实胎膜早破期待时间对产妇分娩方式和产褥感染有显著影响,期待时间越短,自然分娩率较高,产褥感染发生率越低。由此得出结论,对于发生胎膜早破的孕妇,应结合自然破膜时间,对其进行全面的风险评估,积极有效的预防感染,同时,加强产前、产时及产后预防感染的护理意识和措施、优化病房环境、辅以细致的临床护理及心理护理在延长期待时间的治疗中也显得十分重要,可降低产褥感染发生率,从而提高母儿健康,降低围生儿死亡率。

资料来源:郭静.胎膜早破期待时间对产褥感染的影响及护理对策.中国医药指南.2021,19(27):188—189.

实训四　儿科护理技能综合实训

案例一
新生儿高胆红素血症护理

[护理案例]

患者：刘女士之子，6月余，汉族。

1. 主诉　发现皮肤黄染3天。

2. 现病史　患儿为第4胎、第2产，孕35周＋5天，生产方式自然产，出生体重2180g，出生后Apgar评分为1分钟评分9分，5分钟评分10分。胎盘未提供，脐带未提供，羊水未提供，胎膜早破12小时，无宫内窘迫，母孕期正常。患儿入院前三天，无明显诱因发现皮肤黄染，经皮测胆值为12.7mg/dl，建议继续监测后患儿随母亲出院。3月9日经皮测胆值为19.5mg/dl。3月10日经皮测胆值为24mg/dl。患儿神志清楚，精神反应尚可，前囟平软，四肢肌张力正常，吸吮力及吞咽一般，病程中未见呼吸暂停、抽搐、发热，无呕吐及呛咳。

发病后未给予特殊处置，以"新生儿黄疸"收入院。

3. 既往史　胎儿期情况：无；生后病史：无；传染病史：无；挑马牙、擦口腔：无；输血史：无；过敏史：无。

4. 个人史

(1) 出生史：第4胎、第2产，自然分娩，出生体重2180g，无宫内窘迫。

(2) 出生情况：生后无窒息，有无羊水及胎粪吸入情况不详。

(3) Apgar评分：1分钟评分9分，5分钟评分10分。

(4) 多胎：否。

(5) 胎盘：未提供；脐带：未提供；羊水：正常；性质：清。

(6) 喂养史：生后2小时开奶，母乳喂养。

(7) 首次排胎便时间不详，持续3天。

(8) 黄疸：生后第3天出现，持续至入院。

(9) 预防接种史：已接种乙型肝炎疫苗、卡介苗。

5. 家族史　父亲年龄：38岁，血型：不详，健康情况：健康；母亲年龄：30岁，血型：A型，健康情况：健康。母亲孕期患病史及治疗情况：无。

母亲孕产史及兄姐情况：流产2次。患儿现存同母异父同胞1人，健康情况：健康。

父母近亲结婚史：否。遗传性疾病史：无。

6. 体格检查　体温 36.7℃，脉搏 126 次/分，呼吸 32 次/分，体重 2 260 g，早产儿外观，经皮血氧饱和度 96%。面部、躯干、四肢有黄染，巩膜黄染，肝脏、脾脏未触及。

7. 辅助检查

（1）经皮测胆值为：17.7 mg/dl。血常规：白细胞 $9.62×10^9$/L，中性粒细胞百分比 69.50%，血红蛋白 105 g/L，血小板计数 $120×10^9$/L。C 反应蛋白 8.90 mg/L。肝功能：总胆红素 521.8 μmol/L，间接胆红素 482.8 μmol/L，谷丙转氨酶（ALT）212.9 U/L，谷草转氨酶（AST）156.4 U/L，r-谷氨酰转肽酶（r-GT）320.2 U/L，碱性磷酸酶（ALP）196 U/L，总白蛋白 45.7 g/L，白蛋白 32.6 g/L。

（2）肝胆脾彩超：未见异常。

8. 医疗诊断　新生儿高胆红素血症。

9. 诊疗过程　入院后进一步完善相关辅助检查（血常规、血型、网织红细胞计数、尿常规、大便常规、C 反应蛋白、血生化全套、血气分析、腹部 B 超），监测胆红素，静滴白蛋白，蓝光治疗。

护理任务描述

1. 操作任务　阅读案例，按要求准备用物，完成两项操作（操作过程中注意皮肤黏膜、巩膜色泽，大小便量、次数及性质，为患儿家属实施正确宣教）。

（1）医嘱要求进行蓝光疗法，请为患儿实施光疗护理技术。

（2）遵医嘱为患儿建立静脉通路，应采取的护理措施是什么？

2. 理论任务

（1）简述新生儿生理性黄疸的特点。

（2）简述光照治疗注意事项。

（3）针对患儿情况，根据目前所收集的健康资料，可提出哪些护理诊断/合作性问题？

（4）简述光照疗法的副作用。

（5）黄疸患儿的观察护理要点包括哪些？

问题解析

1. 操作任务

（1）光疗箱使用技术。

（2）头皮静脉输液技术。

2. 理论任务

（1）生理性黄疸特点：①一般情况良好。②足月儿出生后 2～3 天出现黄疸，4～5 天达高峰，5～7 天消退，但最迟不超过 2 周；早产儿黄疸多于出生后 3～5 天出现，5～7 天达高峰，7～9 天消退，最长可延迟到 3～4 周。③每日血清胆红素升高量＜85 μmol/L（5 mg/dl）或每小时升高量＜8.5 μmol/L（0.5 mg/dl）。④足月儿血清胆红素＜221 μmol/L（12.9 mg/dl），早产儿血清胆红素＜257 μmol/L（15 mg/dl）。

（2）光照治疗注意事项包括：①光疗时间：连续或间歇照射，可24小时连续照射，也可照射10～12小时，停歇12～14小时。②光疗灯管准备：保证每根灯管蓝光亮度，擦净灯管污迹及灰尘；光疗箱要预热，待灯下温度30℃左右放入患儿。③患儿进行光照治疗时，全身裸露，以增加照射面积，穿好尿裤并戴遮光眼罩，以保护会阴部和眼睛。单面光疗箱每2小时更换体位1次，使皮肤受光均匀并防止压伤；俯卧时要有专人巡视，以免口鼻受压而影响呼吸。④密切监测血清胆红素浓度，一般12～24小时测定1次。⑤光疗中密切观察患儿体温变化，使体温保持在36.5～37.2℃，并根据体温调节蓝光箱温度。如肛温超过37.8℃或低于35℃，要暂停光疗。⑥光照治疗时不显性失水增加，遵医嘱静脉输液及喂奶、喂水，保证营养及水分供给。⑦预防呕吐，防止窒息，喂养时避免患儿哭吵，进食后30分钟内给予头肩部抬高，用柔软布类固定患儿背部使其成右侧卧位。⑧加强巡视，及时安抚患儿，减少哭闹。⑨皮肤、臀部以及脐部护理，避免皮肤损伤，必要时戴手套及脚套保护手足。⑩光疗停止后，消毒擦拭蓝光箱备用。

（3）护理诊断/合作性问题：①皮肤黄染，与血清胆红素升高有关。②潜在并发症，胆红素脑病，与血清中胆红素浓度过高有关。③皮肤完整性受损的危险，与光疗过程中患儿出现摩擦、抓挠等因素有关。④有感染的危险，与患儿免疫力低下，皮肤黏膜屏障功能不完善有关。⑤有体液不足的危险，与光照疗法导致的不显性失水增多有关。⑥有窒息的危险，与新生儿消化道解剖学位置易引起溢乳有关。⑦焦虑，与家长担心疾病预后有关。⑧知识缺乏，家长缺乏黄疸护理相关知识。

（4）光照疗法的副作用包括可出现发热、腹泻、皮疹和维生素 B_2 缺乏，但多不严重，可继续光疗，或在暂停光疗后可自行缓解；当血清结合胆红素＞68 μmol/L（4 mg/dl），并且血清丙氨酸氨基转移酶和碱性磷酸酶增高时，光疗可使皮肤呈青铜色即青铜症，此时应停止光疗，青铜症可自行消退。此外光疗时应适当补充水分。

（5）黄疸患儿的观察护理要点有以下几点。

1）密切观察病情：①观察患儿黄疸的部位、程度及进展，如仅是面部黄染，为轻度黄疸；躯干部皮肤黄染，为中度黄疸；如果四肢和手足心也出现黄染，则为重度黄疸。②观察患儿神经系统及精神反应情况，判断有无核黄疸的发生。表现为烦躁、拒乳、尖叫、凝视、角弓反张甚至抽搐等症状。③观察排泄情况：大小便次数、颜色、性质及量等。如有胎粪延迟排出，应给予灌肠处理。④观察体温、脉搏、呼吸：维持体温在36～37℃之间，避免低体温时游离脂酸过高与胆红素竞争和白蛋白的结合。早产儿应放置暖箱中。

2）生活护理：遵医嘱尽早开奶，促进胎便排出，利于肠道正常菌群的建立，减少胆红素的肝肠循环。保证入量，吸吮能力差的患儿给予鼻饲，不能经口进食或入量不足者，根据医嘱给予静脉营养。

3）用药护理：遵医嘱给予肝酶诱导剂，输血浆或白蛋白，促进游离的未结合胆红素与白蛋白结合，预防胆红素脑病的发生。

4）光照治疗：同第（2）题答案。

拓展思考

诊断高胆红素血症的金标准是什么？

解析:TSB(血清或血浆总胆红素)是诊断高胆红素血症的金标准,在高胆红素血症的风险评估、指导光疗或换血干预决策中起着重要的作用。TCB(经皮胆红素)是无创检测胆红素的重要手段,实现临床胆红素变化的无创动态检测,但容易受肤色影响。

知识链接

哈达献给你

2016年8月15日,辽宁省第二批组团式援藏儿科专家李玖军在那曲人民医院儿科查房时,发现一名极危重患儿,胎龄33周,体重2kg,产后12天,诊断为早产儿、低出生体重儿。患儿血清胆红素高,呼吸不规律,出现角弓反张体位,提示有胆红素脑病,可能导致核黄疸,如果存活,极易出现脑瘫、癫痫、智力障碍等后遗症。

李玖军知道,最有效的治疗办法就是全血置换。患儿父亲与患儿血型相同,配型成功,解决了血源问题。但是儿科病房无菌环境及相关设备不足,加上早产儿血流动力学不稳定,若换血速度控制不理想,患儿又将面临并发症和感染的风险……尽管李玖军拥有多年临床经验,但这毕竟是高海拔地区,是一个完全陌生环境。每一个环节都必须倍加小心。备齐手术物品,完成交叉配血并迅速建立静动脉通路,通过外周动脉抽血,外周静脉输血,用同量同步的办法换血200ml。历时两小时,换血成功。

如此小胎龄的早产儿,进行高胆红素血症换血治疗,在海拔4600米的高原,乃至全自治区,都是首例。

这一技术,填补了高寒藏区新生儿救治技术的空白。

资料来源:学习强国,李春雷,杜文娟.哈达献给你.人民日报.2019－12－31.

案例二
新生儿窒息护理

[护理案例]

患者:陈女士之女,年龄1小时,汉族。

1. 主诉 全身青紫30分钟。

2. 现病史 患儿于2023年10月12日22:23孕足月顺产于我院产科,患儿系G1P1,孕39周＋5,出生体重3550g,母亲无胎膜早破,胎盘无异常,羊水Ⅲ度污染。第一产程延长,胎吸助产。患儿有宫内窒息,脐绕颈一周,生后反应差,全身皮肤青紫,无自主呼吸,Apgar评分1分钟2分。给予清理呼吸道,托背气管插管,气囊给氧,心肺复苏处理后,Apgar评分5分钟4分。继续给予气囊加压给氧,胸外按压处理后,Apgar评分10分钟评6分。于22:58由产科携氧转入我科,以新生儿窒息收入住院治疗。病程中患儿神志清,有呼吸困难,无尖叫、抽搐,未开奶,未排大小便。查体:患儿神志清,头顶部可见4cm×4cm大小产瘤,呼吸困难,三四征(＋)性,吸氧状态下,面色苍白,口周发绀,四肢末梢青紫,刺激后哭声弱,心率 135 次/分,律齐,未闻及杂音,脐部干燥,无渗血及渗液,未及肝脾肿大,各原始反射未引出,四肢肌张力差。患儿入院后立即给予报病重,给予鼻导管持续低流量吸氧,辐射台复温,气管插管内给予清理呼吸道。于 23:10 转入监护室,患儿仍有呼吸困难,拔除气管插管再次给予清理呼吸道,患儿呼吸困难较前好转,吸氧状态下监测血氧饱和度 90%～93%。患儿经积极抢救治疗后,呼吸困难较前减轻,面色及四肢皮肤较前好转,提示抢救成功。

3. 既往史　无。

4. 个人史　无。

5. 家族史　父母体健。

6. 体格检查　体温不升,脉搏 135 次/分,呼吸 35 次/分,体重 3.55 kg,身长 51 cm。患儿神志清,刺激反应可,面及口周青紫,四肢微凉,皮肤无出血点,头颅顶枕部可见一肿块 4 cm×4 cm,边界不清,柔软,压之凹陷,无波动感,前囟门平坦,呼吸不规律,脐部清洁、干燥,血氧饱和度 90%～93%,血糖 11.1 mmol/L。

7. 医疗诊断　新生儿窒息。

8. 诊疗过程　及时采取心肺复苏抢救,抢救成功后进一步完善相关辅助检查(pH、PaO_2、$PaCO_2$、肝肾功能、血常规),遵医嘱对症支持治疗,温箱保暖,吸氧,持续心电监护,予抗炎、预防出血、补液、营养脑神经等对症治疗。

护理任务描述

1. 操作任务　阅读案例,按要求准备用物,并情景模拟相互配合完成下列操作。

(1) 将新生儿置于暖箱,箱温设置为 33℃,应如何操作?

(2) 遵医嘱为患儿吸氧,操作目的是什么? 应如何操作?

2. 理论任务

(1) 什么是 Apgar 评分? 包含哪些内容?

(2) 根据目前所收集的患者的健康资料,可提出哪些护理诊断/合作性问题?

(3) 为了预防新生儿窒息的并发症发生,应提供哪些护理措施?

问题解析

1. 操作任务

(1) 温箱使用技术。

(2) 新生儿鼻导管头罩给氧技术,用以增加氧合,改善缺氧状况。

2. 理论任务

(1) 阿普加评分:即 Apgar 评分,是临床上评价新生儿窒息程度的一种简易方法,有助于判断新生儿有无窒息以及窒息程度。一般在出生后 1 分钟、5 分钟、10 分钟各评估一次。内容包括皮肤颜色(Appearance)、心率(Pulse)、对刺激的反应(Grimace)、肌张力(Activity)、呼吸(Respiration)5 项。每项 0～2 分,满分为 10 分。一般 8～10 分为正常,

4~7分为轻度窒息,0~3分为重度窒息。评价标准及内容见表2-2。

表2-2　Apgar新生儿窒息程度评分表

体征	评分标准			生后评分	
	0	1	2	1分钟	5分钟
皮肤颜色	青紫或苍白	躯干红、四肢青紫	全身红		
心率(次/分)	无	<100	>100		
弹足底或插鼻管反应	无反应	有些动作,如皱眉	哭、喷嚏		
肌肉张力	松弛	四肢略屈曲	四肢能活动		
呼吸	无	慢、不规则	正常,哭声响		

(2) 主要护理诊断:①体温过低(低于35℃以下),与缺氧、体温调节能力差及环境温度低有关。②自主呼吸损伤,与羊水、气道分泌物吸入导致低氧血症和高碳酸血症有关。③有感染的危险,与免疫功能低下有关。④营养失调:低于机体需要量,与禁食、摄入不足。⑤有皮肤完整性受损的危险。⑥焦虑,与缺乏相关知识有关。⑦潜在并发症:呼吸衰竭、新生儿坏死性小肠结肠炎、新生儿高胆红素脑病。

(3) 新生儿窒息的并发症的预防措施:

1) 严密观察病情变化:①生命体征,如有体温不稳,面色苍白,呼吸不规则和心动过缓。②黄疸的进展情况。③神经系统体征:观察患儿哭声、吸吮力和肌张力。从而判断有无核黄疸发生。④大小便:次数、量及性质,如存在胎粪延迟排出,应予灌肠处理,促进大便及胆红素排出。⑤喂养情况及腹部体征:如腹胀、喂养不耐受及潴留、呕吐等可能的新生儿坏死性小肠结肠炎症状。

2) 遵医嘱予以吸氧、降低颅内压、防止破坏核胆红素药物的应用。

3) 加强基础护理,保持环境的安静。

拓展思考

暖箱预热的温度是否固定不变呢?

解析:暖箱预热的温度不是固定不变的,是根据病儿体重及出生日龄而定(表2-3)。

表2-3　不同出生体重和日龄的早产儿暖箱温度参考值

出生体重(g)	暖箱温度			
	35℃	34℃	33℃	32℃
1 000	出生10天内	10天后	3周后	5周后
1 500		出生10天内	10天后	4周后
2 000		出生2天内	2天后	3周后
2 500			出生2天内	2天后

知识链接

生死之间,争夺"黄金一分钟"势在必行

新生儿复苏项目最早于 1987 年由美国儿科学会和美国心脏协会发起,我国自 20 世纪 90 年代开始引进该项目,在北京、上海及全国多个省市举办了各种类型的"新法复苏"培训班。2004 年,原卫生部妇幼保健与社区卫生司正式启动了中国新生儿复苏项目。

"出生窒息虽是婴儿死亡率和致残率的主要原因之一,但可以通过及时有效的复苏干预来避免。""正确并及时地对有窒息的新生儿进行复苏抢救,是减少新生儿并发症、降低新生儿死亡率的关键。"

从全国范围看,妇幼卫生监测数据显示,2003—2014 年,全国婴儿出生窒息死亡率、新生儿因出生窒息 24 小时内死亡率、因出生窒息 7 天内死亡率下降幅度分别达 75.1%、81.3% 和 76.9%。25 万训练有素的医护人员坚守在一线,如今,在中国的大部分产房里,都有了守护孩子第一次呼吸的天使。

2016 年中共中央、国务院印发的《"健康中国 2030"规划纲要》提出实施健康儿童计划,加强儿童早期发展,加强儿科建设,纲要更将降低婴儿死亡率作为"健康中国 2030"一大重要目标:至 2030 年婴儿死亡率降低至 5.0‰。

从医疗界到政府及全社会的关注,健康中国共建共享。相信在各方共同努力的促进下,我国儿科学事业定将大有作为。

资料来源:学习强国,潘慧敏.中国新生儿复苏项目:给每个窒息新生儿发出第一声啼哭的机会.中国医学论坛报.2020-08-19.

········· **案例三** ·········
支气管肺炎护理

[护理案例]

患儿:男,1 岁 3 个月,汉族。

1. 主诉　咳嗽、气促、拒绝进食进水,发热 2 天,加重 1 天。

2. 现病史　患儿于两天前雨后外出而受凉,出现打喷嚏、咳嗽、发热(体温 38.5℃),家属自行对患儿进行物理降温并购买"百蕊颗粒"等药物口服。患儿于今日凌晨 2 点出现高热,体温 39.7℃,咳嗽、气促症状加剧,患儿哭闹,拒绝进食进水。家长急带患儿来我院门诊就诊并要求住院治疗,行相关检查后以"支气管肺炎、急性咽扁桃体炎"收治入院。发病以来,无盗汗,无咯血,神志清、精神差,食纳不佳。

3. 既往史　既往健康,无其他特殊病史。

4. 个人史　无外地居住史,平时主要由姥姥负责照顾,生活较规律。

5. 家族史　父母体健。

6. 体格检查　体温 39.7℃,脉搏 159 次/分,呼吸 33 次/分,血压 87/55 mmHg。身体各项发育指标均正常,营养良好,面色潮红,神志清,查体较配合。鼻外观正常,鼻腔通畅,无异常分泌物,鼻窦区无压痛。口唇红润,牙龈无红肿、溢脓、出血、溃疡,咽部无异常分泌物,双侧扁桃体轻度肿大,舌运动无震颤、偏斜。肝-颈静脉回流征阴性,颈软,无抵抗,气管位置居中,甲状腺无肿大。胸廓对称无畸形,两肺呼吸运动如常,触觉语颤两侧对称,未触及胸膜摩擦感。肺叩诊呈清音,双肺呼吸音粗,背部可闻及少量的干湿性啰音,未闻及胸膜摩擦音。

7. 辅助检查

(1) 血常规:白细胞 18.24×10^9/L,血小板 326×10^9/L,中性粒细胞百分比 57.4%,中性粒细胞总数 10.47×10^9/L。

(2) 大便常规:正常。

(3) 胸部 X 线:呈斑片状或条索状实质浸润阴影,密度不均匀,沿支气管分布。

8. 医疗诊断　支气管肺炎。

9. 诊疗过程　入院后进一步完善相关辅助检查,遵医嘱对症支持治疗,雾化吸入布地奈德悬浮液每日 2 次,遵医嘱实施物理、化学联合降温。

护理任务描述

1. 操作任务　阅读案例,按要求准备用物,并情景模拟相互配合完成两项操作。

(1) 遵医嘱为患者物理降温,应采取的护理措施是什么? 实施正确宣教。

(2) 医嘱要求进行雾化吸入,应采取的护理措施是什么? 实施正确宣教。

2. 理论任务

(1) 简述支气管肺炎的主要症状。

(2) 简述支气管肺炎的并发症。

(3) 根据目前所收集的健康资料,可提出哪些护理诊断/合作性问题?

(4) 若患儿出现心力衰竭,护士如何配合治疗?

问题解析

1. 操作任务

(1) 物理降温技术。

(2) 雾化吸入技术。

2. 理论任务

(1) 支气管肺炎起病多数较急,但发病前数日多有上呼吸道感染症状,轻者以发热、咳嗽、气促、肺部固定中细湿啰音等为主要表现,其中热型多为不规则热。患儿早期频繁刺激性干咳,痰液多在恢复期出现。呼吸加快可达 40~80 次/分,严重时出现点头呼吸、三凹征,且口周、鼻唇沟和指(趾)端发绀等末梢循环供氧不足的情况。除局部症状外,患儿可出现烦躁不安、食欲减退、轻度呕吐或腹泻等全身状况。支气管进展严重时,患儿还常出现循环、神经和消化等系统功能障碍。需注意的是,支气管肺炎不仅症状明显,肺部体征在中晚期也较明显,即于患儿深吸气末更易闻及固定的中、细湿啰音。

(2) 若早期合理治疗则很少出现并发症,但当延误诊断或患者抵抗力低、病原体致病力强时,可引起脓胸、脓气胸、肺大疱等并发症,患儿会出现体温持续不退、退而复升等中毒症状,或呼吸困难突然加重。需要注意的是,当致病菌为金黄色葡萄球菌和某些革兰阴性杆菌时,并发症更易出现。

(3) 根据患者情况,可提出如下护理诊断:①气体交换障碍,与肺部炎症致通气、换气功能障碍有关。②清理呼吸道无效,与呼吸道分泌物过多、痰液黏稠、咳嗽无力有关。③体温过高,与肺部感染有关。④营养失调:低于机体需要量,与摄入不足、消耗增加有关。⑤焦虑/恐惧,与呼吸困难、环境陌生有关。⑥潜在并发症:心力衰竭、中毒性脑病、中毒性肠麻痹、脓胸。

(4) 随着病情的进展,当患儿出现烦躁不安、面色苍白、呼吸加快(＞60 次/分)、心率增快(＞180 次/分),以及心率低钝或奔马律、肺在短期内迅速增大,考虑肺炎合并心力衰竭。此时应在紧急报告医师的同时,给予患儿半卧位、吸氧,减慢输液速度,并遵医嘱给予强心、利尿、血管活性药物等。

拓展思考

作为儿科护士,应该如何对支气管肺炎治愈后的患儿家属做健康宣教?

解析:首先叮嘱家长出院后按医嘱继续给患儿用药,按时预防接种和定期进行健康检查,患有营养不良、佝偻病、营养性贫血及先天性心脏病的患儿应积极治疗;其次向患者介绍儿童增强抵抗力的方法,如多运动、规律睡眠、合理营养,以减少呼吸道感染的发生;还可以教家长基础的小儿推拿知识,如按揉二马穴、按揉板门穴、补脾经以及补肾经。

知识链接

过敏体质儿童冬季警惕喘息性支气管炎

冬季儿童罹患呼吸系统疾病呈多发态势是小儿喘息性支气管炎的高发期,尤其是易出湿疹、有过敏性鼻炎。

小儿喘息性支气管炎,又称小儿哮喘性支气管炎,是婴幼儿时期有哮喘表现的下呼吸道感染疾病,多在 3 岁以下起病。这种疾病大部分由呼吸道病毒、细菌感染引起,临床表现为咳嗽、咳痰、发热、呼吸困难等,同时可伴有喘鸣音。发生过喘息性支气管炎的儿童,大多数随着年龄增长、抵抗力增强,发作频次会减少。但如果患病超过 3 次,要警惕发展成哮喘。

3 岁以下的易感儿童,应该如何预防这种疾病? 一是避免过敏原。二是注意多运动,增强免疫力。三是加强呼吸道管理,如短时开窗通风,确保室内空气新鲜,保持室内适宜温度和湿度等。另外,还要注意孩子的手部和口腔卫生,以免病毒或细菌乘虚而入。

该如何护理喘息性支气管炎患儿？要经常帮孩子更换体位,正确拍击背部,指导和鼓励患儿有效咳嗽。当孩子出现发热症状时,注意及时补充水分,防止脱水。患病期间,选择高蛋白、高维生素、清淡易消化的食物。

资料来源:学习强国,颜秉光.过敏体质儿童冬季警惕喘息性支气管炎.新华网.2023-01-04.

案例四
婴幼儿腹泻护理

[护理案例]

患儿:男,1岁3个月,汉族。

1. 主诉　发热,呕吐、腹泻3天。

2. 现病史　患儿3天前出现发热、呕吐以及腹泻,每日呕吐2~3次,为胃内容物,非喷射性,每日腹泻7~8次,腹泻物呈蛋花汤样,无黏液、脓血,无腥臭味。体温38.1℃,无流涕、咳嗽,患儿食欲略减,尿量减少,断母乳3个月,添加辅食,生长发育正常,计划内疫苗按时接种。入院前2天,患儿家属自行予蒙脱石散、布拉氏酵母菌口服,腹泻无好转,今来院门诊。

3. 既往史　既往体健,无其他特殊病史。

4. 个人史　6月龄前母乳喂养,随后添加辅食,1岁断母乳。

5. 家族史　父母身体健康,无家族遗传性病史。

6. 体格检查　体温38.1℃,脉搏128次/分,呼吸25次/分,血压85/57 mmHg。发育正常,精神萎靡,皮肤弹性差,浅表淋巴结未触及肿大。眼窝略凹陷,哭时泪少,巩膜无黄染。扁桃体无肿大,呼吸略急促,口唇干燥,双肺呼吸音清,未出现湿啰音,心率齐,未闻及杂音。腹软,无包块,全腹按压无异常,肠鸣音活跃,肛周皮肤发红。四肢肌力、肌张力正常,四肢末梢稍凉,毛细血管再充盈时间<2秒。

7. 辅助检查

(1) 实验室检查:①便常规+快速轮状病毒测定:外观为稀水便,潜血阳性,白细胞未见,轮状病毒阳性。②血常规:大致正常。③血电解质:钠137.2 mmol/L,钾4.37 mmol/L,氯105.5 mmol/L。④血气分析:pH 7.288,HCO_3^- 12.4 mmol/L,$PaCO_2$ 35 mmHg,碱剩余13.2 mmol/L。

(2) 腹部平片:肠淤张。

(3) 腹部B超:结肠积稀便淤张,其余均未见异常。

8. 医疗诊断　轮状病毒性肠炎;中度脱水;代谢性酸中毒。

9. 诊疗过程　入院后进一步完善相关化验检查（血常规、C 反应蛋白、电解质、血气分析、便常规等）；静脉滴注 10% 葡萄糖 250 ml，碳酸氢钠 20 ml，每日 1 次（qd），补液纠酸对症治疗；予蒙脱石散止泻、酪酸梭菌二联活菌散调节肠道菌群；臀部护理。

🔖 护理任务描述

1. 操作任务　阅读案例，按要求准备用物，并情景模拟相互配合完成两项操作（操作过程中注意皮肤弹性，眼窝，大小便量、次数及性质，精神状况等，为患儿家属实施正确宣教）。

（1）遵医嘱为患儿建立静脉通路，应采取的护理措施是什么？ 实施正确宣教。

（2）为患儿进行臀部护理。

2. 理论任务

（1）简述轮状病毒肠炎的临床特点。

（2）简述酸碱平衡紊乱表现。

（3）针对患儿情况，结合患儿检查结果，可提出哪些护理诊断/合作性问题？

（4）简述婴幼儿轮状病毒腹泻治疗原则。

（5）请为患儿做疾病相关知识的健康指导。

🔖 问题解析

1. 操作任务

（1）静脉输液技术。

（2）臀部护理技术。

2. 理论任务

（1）婴幼儿轮状病毒腹泻多发生在秋、冬季节，以 6 个月～2 岁婴幼儿多见。患儿常伴有发热和上呼吸道感染症状，一般无明显中毒症状。患儿发病初期 1～2 天常发生呕吐，随后出现腹泻。患儿大便次数多、量多，呈蛋花汤样或黄色水样，含少量黏液，无腥臭味，大便镜检偶有少量白细胞。呕吐、腹泻频繁患儿会并发水、电解质及酸碱平衡紊乱。本病为自限性疾病，病程一般 3～8 天，也可侵犯多个脏器，导致全身多器官病变，如无热惊厥、心肌损伤、肺部炎症、肝胆损伤等。

（2）①代谢性酸中毒：根据血 HCO_3^- 的测定结果将酸中毒分为轻度（18～13 mmol/L）、中度（13～9 mmol/L）和重度（<9 mmol/L）。轻度酸中毒症状体征不明显；中度酸中毒即可出现精神萎靡、嗜睡或烦躁不安，呼吸深长，口唇呈樱桃红色等典型症状；重度酸中毒症状、体征进一步加重，恶心呕吐，呼气有酮味，心率加快，昏睡或昏迷。新生儿及小婴儿则表现为面色苍白、拒食、精神萎靡等，而呼吸改变并不典型。②代谢性碱中毒：典型表现为呼吸慢而浅，头痛、烦躁、手足麻木、低钾血症，血清游离钙降低而导致手足抽搐。③呼吸性酸中毒：常伴有低氧血症和呼吸困难。高碳酸血症可引起血管扩张，颅内出血、颅内血流增加，致头痛及颅内压增高。④呼吸性碱中毒：典型表现为呼吸深快，其他症状与代谢性碱中毒相似。

（3）根据患儿的情况，可提出如下护理诊断。①腹泻，与喂养不当、轮状病毒感染导致胃肠道功能紊乱有关。②体温过高，与肠道感染有关。③体液不足，与腹泻、呕吐引起胃肠道液体丢失和摄入不足有关。④肛周皮肤发红，与腹泻大便次数增多刺激臀部皮肤有关。

（4）饮食管理：①给患儿吃清淡易消化的食物如米汤，多吃营养丰富的食物，以少食多餐为原则。②纠正脱水、酸中毒及电解质紊乱。③补充水及电解质，及时纠正脱水、酸中毒及电解质紊乱；微生态疗法：选用双歧杆菌等微生态制剂纠正肠道微生态平衡。④胃肠黏膜保护剂：使用肠黏膜保护剂如蒙脱石粉等能吸附病原体和毒素，保护肠黏膜。

（5）①生活指导：多喝水，由于患儿反复呕吐腹泻导致水、电解质丢失，通过多喝水及时补充水分，必要时在医护人员指导下给患儿喝 0.9%氯化钠溶液。②饮食指导：母乳喂养婴儿继续哺乳，已添加辅食喂养婴儿可喂米汤、酸奶、面食或者脱脂奶等，这些食物易消化并且对肠黏膜有一定的保护作用，可减轻肠道炎症反应，减少水分渗出，对腹泻有一定的缓解作用。③臀部护理：患儿便后用温水清洗臀部，保持臀部的清洁、干燥，防止红臀发生。④知识宣教：向患儿家属讲解轮状病毒的相关知识及自限性的特点，减轻患儿家属的心理焦虑，更好护理患儿；指导其遵医嘱正确、规律用药，观察药物疗效，及时复查；若患儿呕吐、腹泻未减轻或者加剧应立即就医。

拓展思考

婴幼儿轮状病毒肠炎的护理重点是什么？

解析：脱水。由于婴幼儿轮状病毒肠炎以腹泻为主，如果婴幼儿体液丢失伴随液体摄入不足会导致不同程度的脱水，同时由于水、电解质丢失比例不同也会导致不同性质的脱水。

知识链接

秋冬腹泻凶猛，六招保护宝宝

秋末冬初是婴幼儿最易发生腹泻的季节，易造成营养不良和生长发育障碍。

引起婴幼儿腹泻病的病因可以分为感染性和非感染性两种，其中感染因素可以由肠道内感染包括病毒、细菌、真菌和寄生虫引起，以病毒和细菌多见，尤其是病毒。病毒性肠炎的主要病原体是轮状病毒，其次有星状病毒、杯状病毒科的诺如病毒。除此以外，肠道病毒包括柯萨奇病毒、埃可病毒、肠道腺病毒等。

那么，宝宝腹泻的主要表现有哪些？ 小儿秋冬季腹泻主要是由轮状病毒所导致的急性消化道传染病，潜伏期 1~3 天，临床表现为急性发热、呕吐及腹泻、腹痛等相关症状，是一种自限性疾病，病程一般 7~10 天可自愈。目前对其治疗并无特效药，主要是纠正脱水，可口服补液盐，如腹泻严重，可以选用止泻类药物。

秋冬预防婴幼儿腹泻良方：①提倡母乳喂养。因为母乳易消化并含有丰富的抗肠道感染抗体，不易感染。②喂养得当，按时添加辅食。③要养成良好的卫生习惯。

注意乳品的保存,奶具、食具用过要煮沸消毒。对孩子用的便器、玩的玩具要经常清洗消毒。④气候变化时,避免过热或受凉,居室要通风。⑤小儿出现腹泻时,不应禁食而要供给孩子足够的易消化食物。⑥预防脱水,并在医生指导下合理使用药物。

资料来源:学习强国,禹建.秋冬腹泻凶猛六招保护宝宝.中国妇女报.2019-11-28.

案例五
法洛四联症缺氧发作护理

[护理案例]

患者:女,1岁6个月,汉族。

1. 主诉　吃奶、哭闹后出现呼吸急促和青紫加重5天。

2. 现病史　患儿自出生以来出现口唇、耳垂及指端皮肤青紫,活动耐力差,吃奶、哭闹后出现呼吸急促和青紫加重。在入院前,患儿家长未予以重视,但随着患儿年龄增长,症状越来越明显。入院前5天病情突然加重,哭闹后出现呼吸困难、四肢乏力、面色苍白、口唇青紫、昏厥等症状,来院急诊就诊收治住院治疗。

3. 既往史　无。

4. 个人史　无。

5. 家族史　无。

6. 体格检查　体温36.6℃,脉搏122次/分,呼吸29次/分,血压70/50 mmHg,体重7kg。慢性病容,面色苍白,神志清楚,精神较差。双侧瞳孔等大等圆对光反射正常。生长发育迟缓,头形正常,全身皮肤黏膜无黄染、皮疹及出血点。球结合膜青紫,唇发绀,颈软,颈部淋巴结无肿大。活动后气促,喜蹲踞,杵状指(趾)。胸廓对称,双肺呼吸音清,未闻及干湿啰音。心前区稍隆起,心界扩大,胸骨左缘第3肋间可闻及喷射性收缩期杂音,肺动脉瓣第二心音减弱,腹软,肝脾未触及,神经系统(一)。

7. 辅助检查

(1) 血液检查:红细胞总数$6.5×10^{12}$/L,血红蛋白190 g/L,血细胞比容60vol%。

(2) 胸部X线检查:心影呈靴形,肺门血管影缩小,肺纹理减少。

(3) 心电图检查:心电轴右偏,右心室肥大。

(4) 超声心动检查:右心室肥厚、扩大,室间隔及左心室壁肥厚,房间隔缺损直径约0.5 cm,肺动脉狭窄。

8. 医疗诊断　法洛四联症。

9. 诊疗过程　入院后进一步完善相关辅助检查(胸部CT、彩色超声心动、心血管造影、血常规、凝血功能等),遵医嘱对症支持治疗。

🔖 护理任务描述 ▶▶▶

1. 操作任务　阅读案例,按要求准备用物,并情景模拟相互配合完成以下操作。

(1) 患儿缺氧发作出现昏厥时应采取的护理措施是什么? 实施正确宣教。

(2) 遵医嘱为患儿建立静脉通路,应采取的护理措施是什么? 实施正确宣教。

2. 理论任务

(1) 法洛四联症是由哪四种畸形组成?

(2) 法洛四联症的临床表现有哪些?

(3) 针对患儿情况,根据目前所收集的健康资料,可提出哪些护理诊断/合作性问题?

(4) 患儿哭闹后突发昏厥,护士如何配合治疗?

(5) 请为患儿家长做疾病相关知识的健康指导。

🔖 问题解析 ▶▶▶

1. 操作任务

(1) 氧气吸入技术。

(2) 儿童外周静脉(颈外静脉)穿刺技术。

2. 理论任务

(1) 法洛四联症由四种畸形组成:①肺动脉狭窄:狭窄范围可自右心室漏斗部入口至左、右肺动脉分支。以漏斗部狭窄多见,狭窄严重程度个体差异较大。②室间隔缺损:为膜周型缺损,向流出道延伸,多位于主动脉下,有时可向肺动脉下方延伸,为对位不良型室间隔缺损。③主动脉骑跨:主动脉骑跨于室间隔之上,骑跨范围可达 15%～95%。④右心室肥大:为肺动脉狭窄后右心室负荷增加的结果。

(2) 法络四联症临床表现:①发绀:青紫为主要表现,其发绀程度和出现的时间早晚与肺动脉狭窄的程度有关,常见于唇、指(趾)甲床、耳垂、球结合膜、口腔黏膜等毛细血管丰富的部位。因血氧含量下降导致患儿活动耐力差,进食、哭闹、走动后可出现呼吸急促及青紫加重。②阵发性缺氧发作:多见于婴儿,在进食、哭闹、活动及寒冷刺激后可出现阵发性呼吸困难,严重时可出现昏厥、抽搐。这是由于在肺动脉漏斗部狭窄的基础上突然发生此处肌肉痉挛,引起一时性肺动脉梗阻,导致脑缺氧程度加重,即缺氧发作。每次发作可持续数分钟至数小时,年长儿童诉头晕、头痛。③蹲踞:是法洛四联症患儿活动后的常见症状。患儿每于行走、游戏时,常主动蹲下片刻,即蹲踞。蹲踞时下肢屈曲,使静脉回心血量减少,减轻心脏负荷,同时下肢动脉受压,体循环阻力增加,使右心向左分流减少,从而使缺氧症状得到暂时缓解。婴儿常喜竖抱时屈膝,大腿贴近腹部,侧卧时双膝屈曲。④杵状指(趾):由于患儿长期处于缺氧状态,导致指(趾)末端毛细血管扩张增生,局部软组织和骨组织也出现增生肥大,表现为指(趾)端膨大如鼓槌状。

(3) 根据患儿情况,可提出如下护理诊断。①活动无耐力,与体循环血量减少和氧饱和度降低有关。②营养失调:低于机体需要量,与喂养困难和组织缺氧有关。③生长发育迟缓,与体循环血量减少和缺氧影响生长发育有关。④有感染的风险,与心内缺损易导致心内膜损伤有关。⑤焦虑(家长),与疾病威胁、担忧手术风险有关。

（4）阵发性缺氧发作的护理措施：①立即将患儿置于膝胸卧位，轻症可自行缓解。②重症者立即戴面罩吸氧。③建立静脉通路，遵医嘱给予纠正心律失常、镇静、纠正酸中毒等药物治疗。④监测患儿生命体征，密切关注病情变化。

（5）法洛四联症相关健康指导：①安排好患儿作息时间，保证足够的休息睡眠，安排适当活动，病情严重时应卧床休息。②注意饮食营养搭配，摄入充足能量、蛋白质和维生素，保证营养需要，对喂养困难的儿童要耐心喂养，可少量多餐，避免呛咳和呼吸困难，心功能不全有水钠潴留患儿宜采用无盐饮食或低盐饮食。③预防感染，按气温改变及时添加衣物，避免感冒引起呼吸系统感染。④法洛四联症患儿血液黏稠度高，发热、出汗时体液量减少易形成血栓，因此要注意供给充足液体，多饮水。⑤保持患儿情绪稳定，尽量减少刺激患儿，避免引起情绪激动和大哭大闹。

拓展思考

法洛四联症的并发症有哪些？

解析：由于长期缺氧、红细胞增加，血液黏稠度高，血流变慢易引起脑血栓，若为细菌性血栓，则易形成脑脓肿。常见并发症还有亚急性细菌性心内膜炎。

知识链接

儿童先心病你了解吗？宝宝心脏出了问题，家长该怎么办？

先心病是儿童期的主要心脏疾病，及时诊断对于早期治疗和减少并发症至关重要。儿童先心病的早期症状有哪些？宝宝心脏出了问题，家长该怎么办？

小儿心脏病以先天性心脏病多见，简单的先天性心脏病，包括房间隔缺损、室间隔缺损、动脉导管未闭等疾病。复杂的先天性心脏病，包括比如右室的双出口、法洛四联症等疾病。按照发病率来说，简单的先心病占大多数，而且简单的先心病大部分治疗效果很好。

诊断先天性心脏病的主要方法是做心脏彩超检查。为了早期发现先心病，一般怀孕 24 周以后心脏发育基本成熟，可以通过心脏彩超检查来判断胎儿的心脏发育情况。

解放军总医院儿科医学部儿童外科主任周更须说："只有这几种情况需要特别关注孩子的心脏，比如左心发育不良或者是重度的肺动脉瓣狭窄，以及严重的主动脉瓣狭窄。绝大部分（胎儿）都能孕育到足月出生，而且绝大多数先心病经过治疗，这些孩子也能够获得非常好的生活质量。"

根据目前的研究，造成先心病的原因主要包括胎儿周围环境因素，比如胎儿受到病毒感染，胎儿受到压迫，母体存在营养障碍或维生素缺乏等代谢病，母体抽烟喝酒等。另外，孩子出生后长期处于缺氧状态，导致动脉导管较难关闭，也是造成先心病发病率高的重要原因。

资料来源：学习强国，王笑蕾.儿童先心病你了解吗？宝宝心脏出了问题，家长该怎么办？.宿迁学习平台.2022－10－26.

参考文献

［1］黄惠清,周雅馨,等.护理技术综合实训［M］.3版.北京:人民卫生出版社,2022.

［2］李小寒,尚少梅,等.基础护理学［M］.6版.北京:人民卫生出版社,2017.

［3］贾丽萍,王冬梅,等.基础护理［M］.4版.北京:人民卫生出版社,2022.

［4］陈媛媛.膀胱冲洗预防泌尿系感染的护理研究［C］//2018年浙江省男科学、泌尿外科学学术年会论文汇编.杭州:浙江省科学技术协会,2018.

［5］Loveday H P, Wilson J A, Pratta R J, et al. Epic3: National evidence-Based guidelines for preventing healthcare-associated infections in NHS hospitals in England ［J］. Hosp Infect, 2014, 86 (Suppl 1):S1 – S70.

［6］李映桃,蔡文智.助产技能实训［M］.北京:人民卫生出版社,2015.

［7］崔焱,仰曙芬.儿科护理学［M］.6版.北京:人民卫生出版社,2018.

［8］崔焱,张玉侠.儿科护理学［M］.7版.北京:人民卫生出版社,2023.

［9］李勇,俞宝明.外科护理［M］.4版.北京:人民卫生出版社,2022.

图书在版编目(CIP)数据

临床护理技能综合实训/汪云燕,任琴敏主编.
上海:复旦大学出版社,2024.8. －－ ISBN 978-7-309
-17560-8

Ⅰ. R47

中国国家版本馆 CIP 数据核字第 2024RB2054 号

临床护理技能综合实训

汪云燕　任琴敏　主编

责任编辑/高　辉

复旦大学出版社有限公司出版发行

上海市国权路 579 号　邮编:200433

网址:fupnet@ fudanpress.com　http://www.fudanpress.com
门市零售:86-21-65102580　　团体订购:86-21-65104505
出版部电话:86-21-65642845
上海新艺印刷有限公司

开本 787 毫米×1092 毫米　1/16　印张 11.5　字数 266 千字
2024 年 8 月第 1 版第 1 次印刷

ISBN 978-7-309-17560-8/R · 2112
定价:48.00 元